简明皮肤性病学

Concise Teaching Atlas of Dermatology and Venereology

教学图谱

学生版 / Student Edition

主编　朱国兴　马寒

SPM 南方出版传媒

广东科技出版社 | 全国优秀出版社

·广州·

图书在版编目（CIP）数据

简明皮肤性病学教学图谱：学生版 / 朱国兴，马寒主编. —广州：广东科技出版社，2020.6
ISBN 978-7-5359-7456-3

Ⅰ. ①简⋯　Ⅱ. ①朱⋯②马⋯　Ⅲ. ①皮肤病学—图谱②性病学—图谱　Ⅳ. ①R75-64

中国版本图书馆CIP数据核字（2020）第055257号

出 版 人：朱文清
责任编辑：黎青青
责任校对：梁小帆
责任印制：彭海波
出版发行：广东科技出版社
　　　　　（广州市环市东路水荫路 11 号　邮政编码：510075）
销售热线：020-37592148/37607413
http：//www.gdstp.com.cn
E-mail：gdkjzbb@gdstp.com.cn（编务室）
经　　销：广东新华发行集团股份有限公司
排　　版：创溢文化
印　　刷：佛山市华禹彩色印刷有限公司
　　　　　（佛山市南海区狮山镇罗村联合工业西二区三路 1 号之一　邮政编码：528225）
规　　格：889mm×1 194mm　1/32　印张 7.125　字数 170 千
版　　次：2020 年 6 月第 1 版
　　　　　2020 年 6 月第 1 次印刷
定　　价：68.00 元

如发现因印装质量问题影响阅读，请与广东科技出版社印制室联系调换（电话：020-37607272）。

《简明皮肤性病学教学图谱（学生版）》
编委会名单

主　审　陆　春　赖　维

主　编　朱国兴　马　寒

副主编　冯佩英　谢　阳

编　委　朱国兴　中山大学附属第三医院皮肤性病科

　　　　马　寒　中山大学附属第五医院皮肤性病科

　　　　冯佩英　中山大学附属第三医院皮肤性病科

　　　　谢　阳　中山大学附属第三医院皮肤性病科

　　　　陆　春　中山大学附属第三医院皮肤性病科

　　　　赖　维　中山大学附属第三医院皮肤性病科

基金资助

本书获2019年中山大学"教材建设项目"资助

目录 ▶

3

第一章 ▶

总论（皮损）

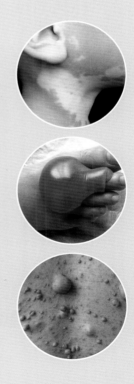

第一节　原发性皮损

原发性皮损：由皮肤病理变化直接产生的结果。

1. 斑疹和斑片

斑疹是皮肤黏膜的局限性颜色改变，直径≤1cm；直径＞1cm时，称为斑片。斑疹和斑片与周围皮肤平齐，既无隆起也无凹陷。

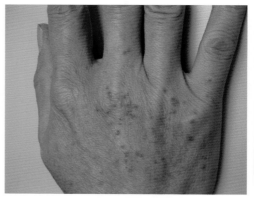

图1-1-1　斑疹（红斑直径≤1cm）

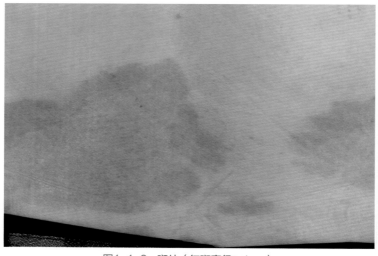

图1-1-2　斑片（红斑直径＞1cm）

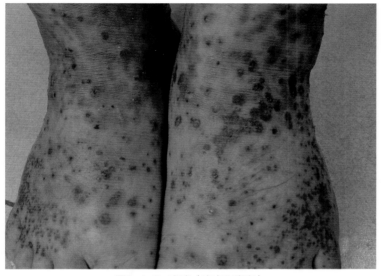

图1-1-3 斑疹（瘀点和瘀斑）

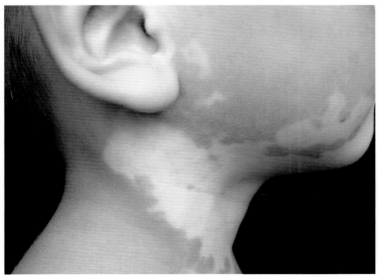

图1-1-4 斑片（色素脱失斑）

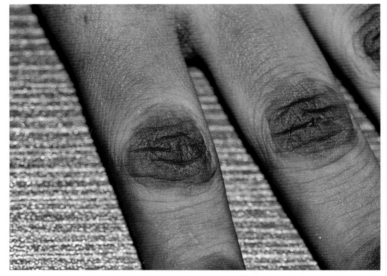

图1-1-5 斑片（色素沉着斑）

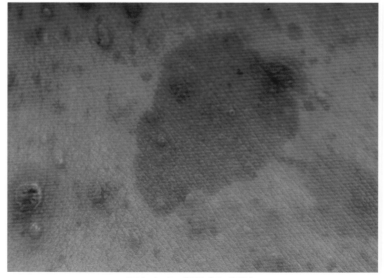

图1-1-6 斑片（咖啡斑）

2. 丘疹

局限性、实质性的表浅隆起性皮损，直径≤1cm。

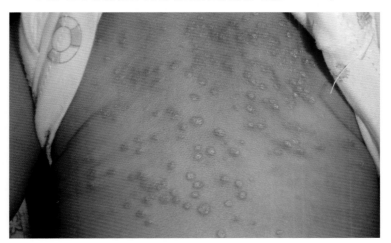

图1-1-7　丘疹（1）

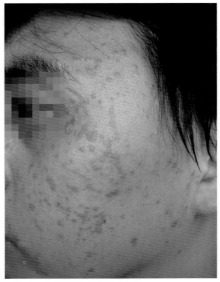

图1-1-8　丘疹（2）

3. 斑块

局限性、实质性的表浅隆起性皮损，直径＞1cm。

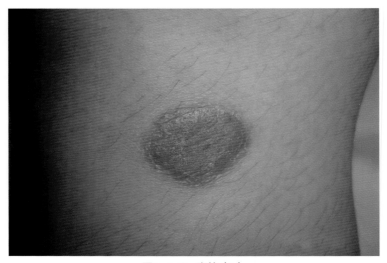

图1-1-9　斑块（1）

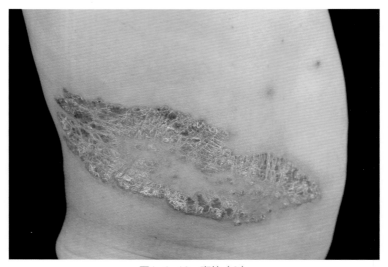

图1-1-10　斑块（2）

4. 风团

由真皮浅层水肿引起的暂时性、隆起性皮损，常有红晕，此起彼伏，消退不留痕迹。

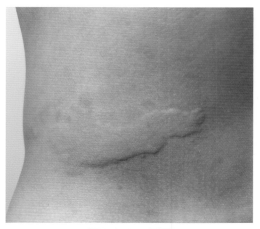

图1-1-11　风团

5. 水疱和大疱

局限性、隆起性、内含液体的腔隙性皮损，直径≤1cm称为水疱，直径＞1cm称为大疱。

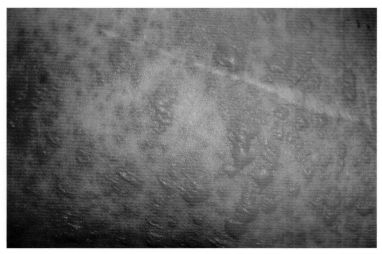

图1-1-12　水疱（1）

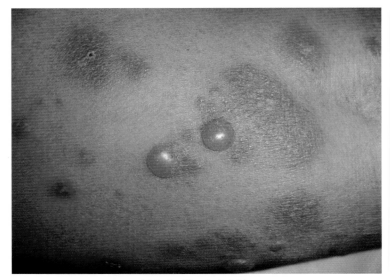

图1-1-13　水疱（2）

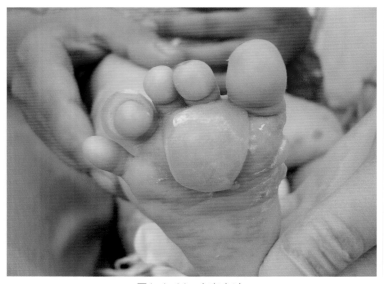

图1-1-14　大疱（1）

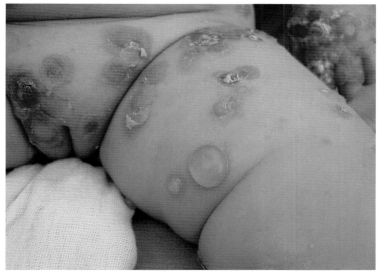

图1-1-15　大疱（2）

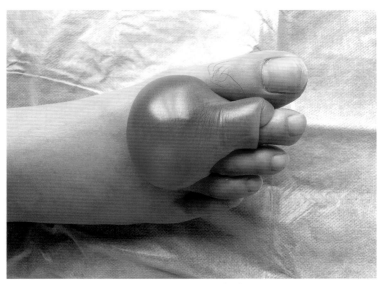

图1-1-16　大疱（3）

6. 脓疱

局限性、隆起性、内含脓液的腔隙性皮损。

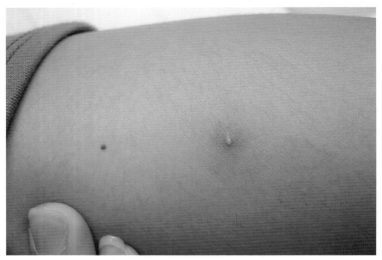

图1-1-17 脓疱（1）

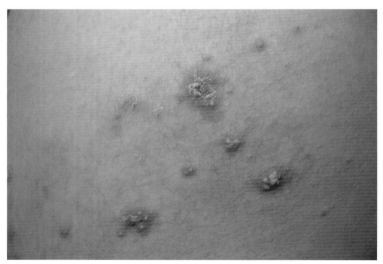

图1-1-18 脓疱（2）

7. 结节

实质性、深在性、可触诊的皮损，可隆起于皮面，也可不隆起，可深达真皮或皮下组织。直径＞2cm的结节，称为肿块。

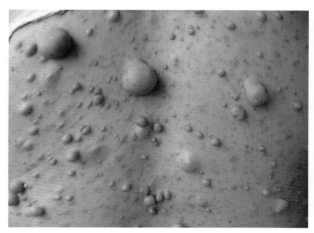

图1-1-19　结节（1）

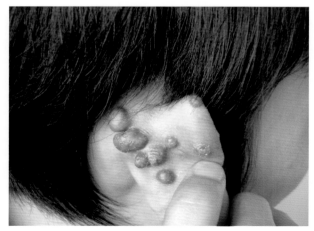

图1-1-20　结节（2）

8. 囊肿

含有液体或半固体物质（液体、细胞及细胞产物）的囊样皮损，可隆起或仅可触及，触之有囊性感。

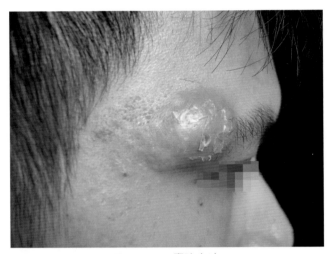

图1-1-21 囊肿（1）

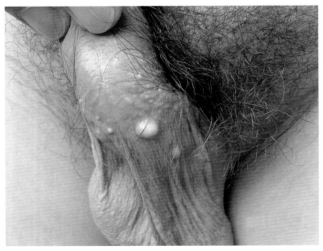

图1-1-22 囊肿（2）

第二节　继发性皮损

继发性皮损可由原发性皮损自然演变而来，或因搔抓、治疗不当引起。

1. 糜烂

局限性表皮或黏膜上皮部分或全部缺损形成的红色湿润创面，愈后一般不留瘢痕。

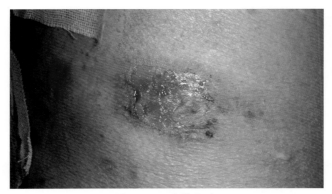

图1-2-1　糜烂（1）

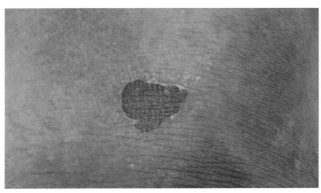

图1-2-2　糜烂（2）

2. 溃疡

局限性皮肤或黏膜缺损形成的创面，可深达真皮或更深位置，愈后可留有瘢痕。

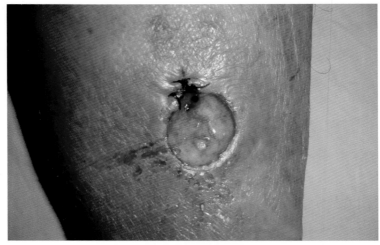

图1-2-3　溃疡（1）

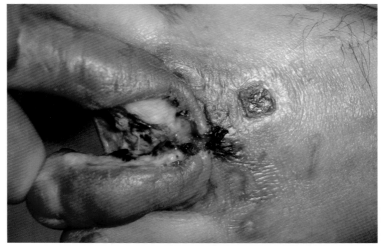

图1-2-4　溃疡（2）

3. 鳞屑

脱落或即将脱落的异常角质层细胞。

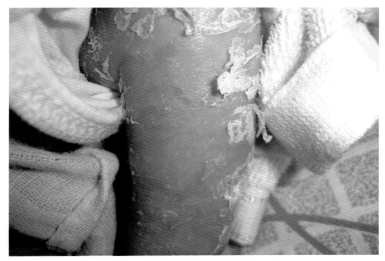

图1-2-5　鳞屑（1）

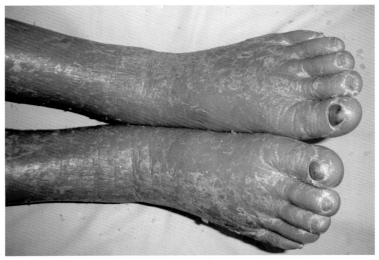

图1-2-6　鳞屑（2）

4. 浸渍

皮肤角质层吸收较多水分导致表皮变软变白。

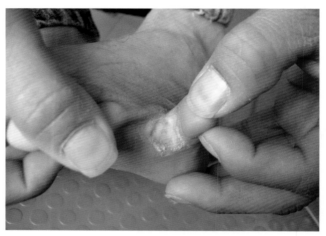

图1-2-7　浸渍

5. 裂隙

线状的皮肤裂口，可深达真皮，也称皲裂。

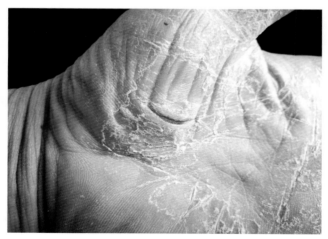

图1-2-8　裂隙

6. 瘢痕

真皮或皮下组织病变或损伤后，由新生结缔组织增生修复而成，可分为增生性瘢痕和萎缩性瘢痕。

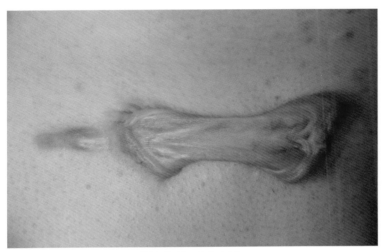

图1-2-9 瘢痕（1）

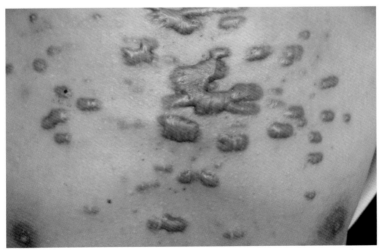

图1-2-10 瘢痕（2）

7. 萎缩

皮肤的退行性变，因细胞及组织成分减少所致，可发生于表皮、真皮及皮下组织。

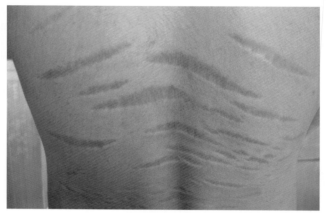

图1-2-11　萎缩

8. 痂

皮损表面上的液体（浆液、脓液、血液）与脱落组织或药物、细菌等混合干涸而成的附着物。

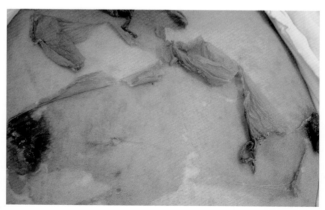

图1-2-12　痂（1）

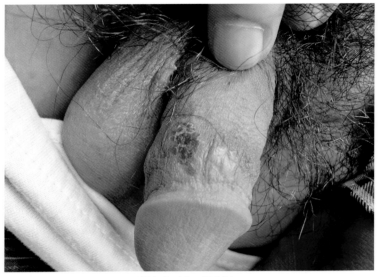

图1-2-13　痂（2）

9. 抓痕

搔抓或摩擦所致的表皮或真皮浅层的缺损，呈线状或点状，也称表皮抓破。

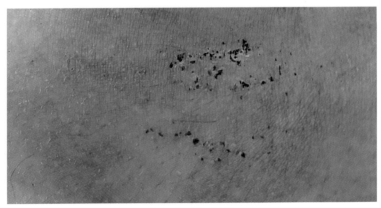

图1-2-14　抓痕

10. 苔藓样变

反复搔抓、摩擦导致的皮肤局限性浸润肥厚，皮沟加深，皮嵴隆起，表面粗糙，似皮革，边界清楚。

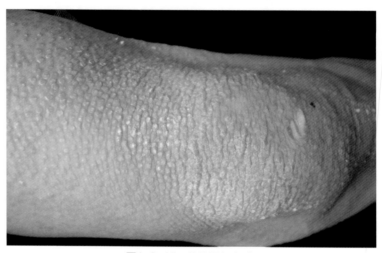

图1-2-15　苔藓样变（1）

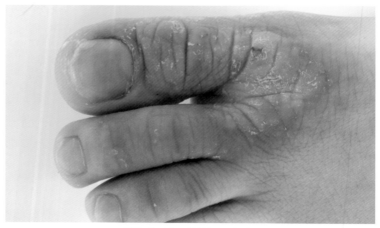

图1-2-16　苔藓样变（2）

（朱国兴　马寒）

第二章 ▶

病毒性皮肤病

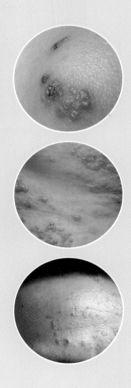

第一节 单纯疱疹

单纯疱疹是由单纯疱疹病毒引起。呈反复发作的群集性清亮、紧张性水疱，基底微红；有自限性；常反复发作于同一部位。

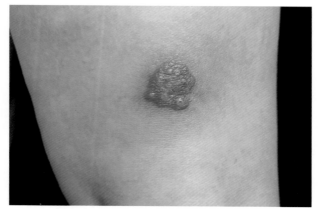

图2-1-1 单纯疱疹（1）

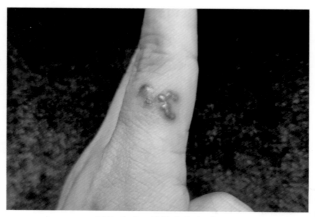

图2-1-2 单纯疱疹（2）

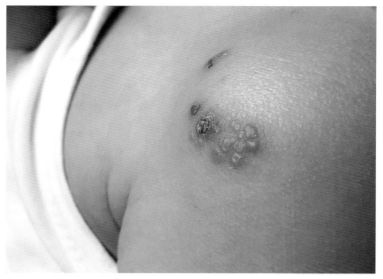

图2-1-3 单纯疱疹（3）

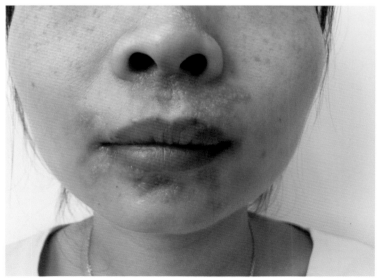

图2-1-4 单纯疱疹（4）

第二节 水痘和带状疱疹

　　水痘由水痘-带状疱疹病毒感染引起，原发感染表现为水痘。急性起病，分批出现的斑疹、丘疹、水疱和结痂（同一患者往往可以见到"三代或四代同堂"的皮疹），向心性分布，可累及黏膜，部分伴有发热。

　　带状疱疹是潜伏在神经节细胞内的水痘-带状疱疹病毒再度活化导致。典型皮损呈单侧、沿神经节段带状分布、成簇群集性、紧张水疱（部分可有血疱甚至大疱），伴有不同程度神经痛；病程数周，多数人仅发生一次。

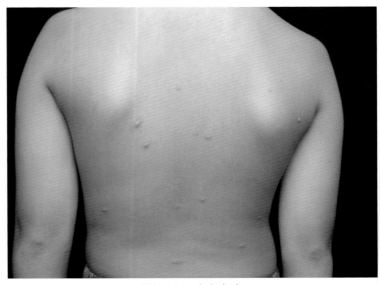

图2-2-1　水痘（1）

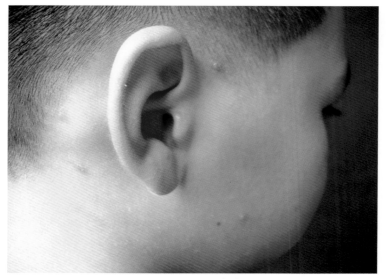

图2-2-2 水痘（2）

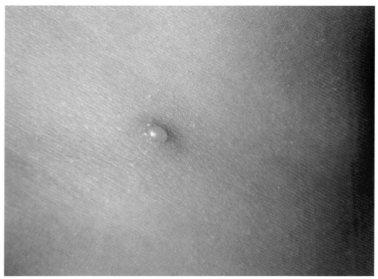

图2-2-3 水痘（3）

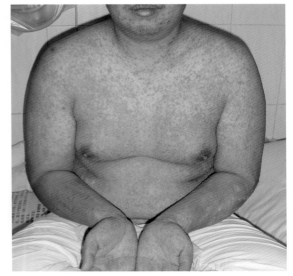

图2-2-4　水痘（4）

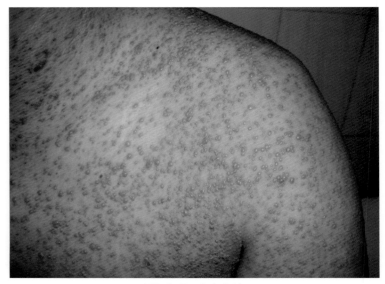

图2-2-5　水痘（5）

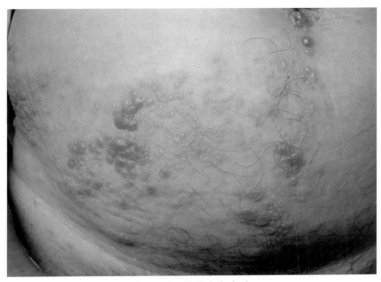

图2-2-6 带状疱疹（1）

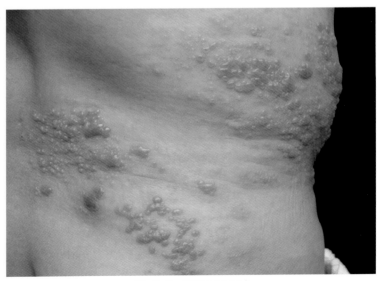

图2-2-7 带状疱疹（2）

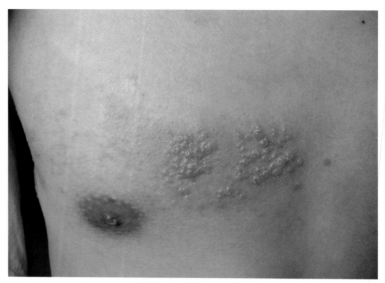

图2-2-8　带状疱疹（3）

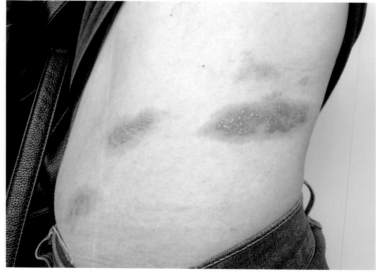

图2-2-9　带状疱疹（4）

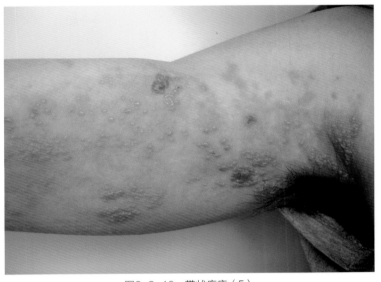

图2-2-10　带状疱疹（5）

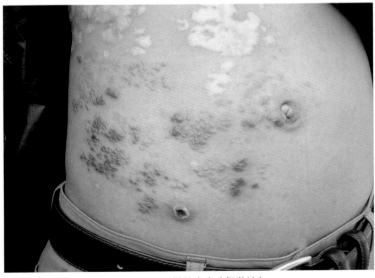

图2-2-11　带状疱疹（复发性）

第三节　疣

　　疣是人乳头瘤病毒感染皮肤黏膜所引起的良性赘生物。临床常见有寻常疣（跖疣）、扁平疣和尖锐湿疣。

　　寻常疣呈粗糙、角化性丘疹或小斑块，大小、数目不一，顶端可有乳头瘤样增生，灰褐色或皮色，周围无炎症；可自身接种；有自限性；发生于足跖部称跖疣。

　　扁平疣多见于青少年，呈针头至粟粒大小、扁平、皮色光滑丘疹，数目不一，可有同形反应；有自限性。

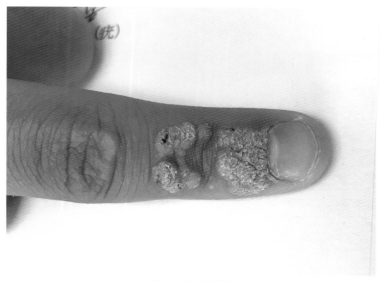

图2-3-1　寻常疣

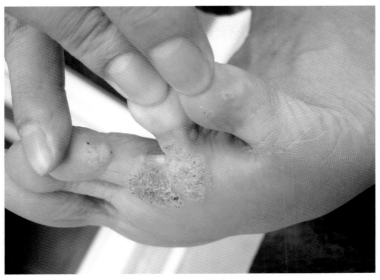

图2-3-2　跖疣

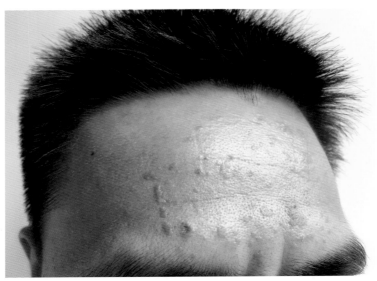

图2-3-3　扁平疣（1）

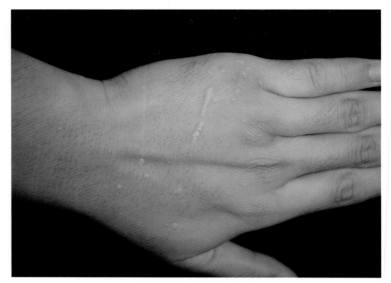

图2-3-4　扁平疣（2）

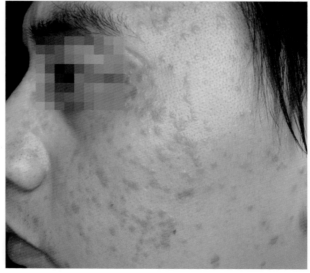

图2-3-5　扁平疣（3）

第四节　传染性软疣

　　传染性软疣是由传染性软疣病毒感染所致的传染性皮肤病。典型皮损呈粟粒至绿豆大小、半球形丘疹，蜡样光泽，部分中央有脐凹，其内有软疣小体，数目不定；儿童常见，成人可见于外阴（可经性接触传播）。

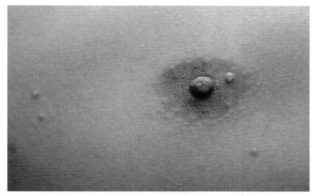

图2-4-1　传染性软疣（1）

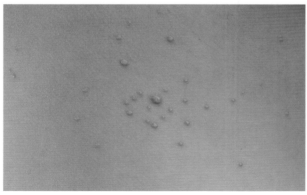

图2-4-2　传染性软疣（2）

第五节　手足口病

　　手足口病是一种传染性、病毒性皮肤病。急性发病，对称性针头至米粒大小丘疱疹、水疱，有红晕；常累及手、足、口腔、臀部、膝（一个或几个部位）；常见于婴幼儿和儿童，亦可累及成人；伴有不同程度的全身症状；轻症有自限性，重症合并心肺、神经系统病变。

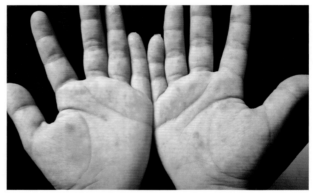

图2-5-1　手足口病（手部）

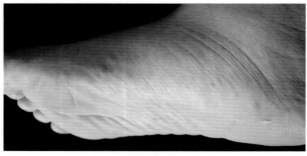

图2-5-2　手足口病（足部）

（朱国兴　冯佩英）

第三章 ▶

细菌性皮肤病

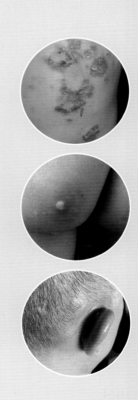

第一节 脓 疱 疮

脓疱疮是由金黄色葡萄球菌和（或）乙型溶血性链球菌引起的急性皮肤化脓性炎症。临床类型有接触传染性（寻常型）脓疱疮、深脓疱疮、大疱性脓疱疮、新生儿脓疱疮和葡萄球菌性烫伤样皮肤综合征（SSSS）。

接触传染性（寻常型）脓疱疮，幼儿常见，容易在幼儿之间传染；急性起病，好发于容易搔抓部位；初为小红斑或丘疹，迅速转变为脓疱，壁薄易破，可糜烂，附有蜜黄色厚痂；个别患儿可继发肾小球肾炎。

葡萄球菌性烫伤样皮肤综合征（SSSS），由凝固酶阳性、噬菌体Ⅱ组71型金黄色葡萄球菌所产生的表皮剥脱毒素导致；起病迅速，在大片红斑基础上出现尼氏征（Nikolsky sign）阳性的松弛性水疱、大疱或糜烂，似烫伤样。

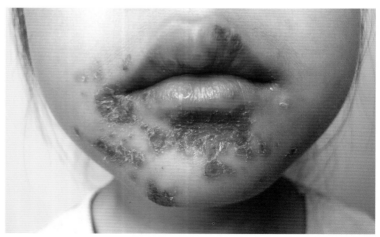

图3-1-1 接触传染性（寻常型）脓疱疮（1）

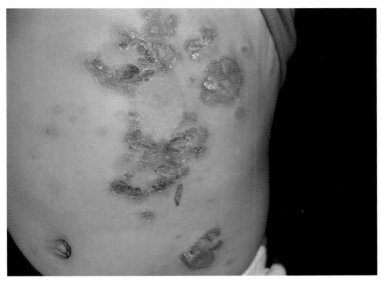

图3-1-2 接触传染性（寻常型）脓疱疮（2）

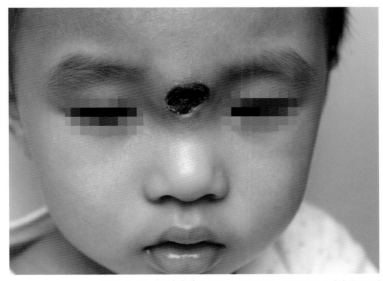

图3-1-3 深脓疱疮（中山大学附属第一医院皮肤科韩建德提供）

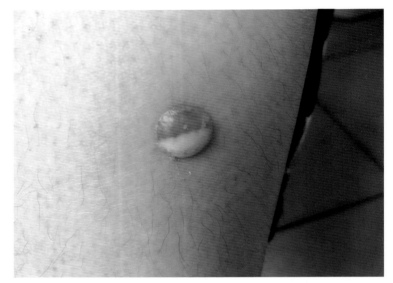

图3-1-4　大疱性脓疱疮

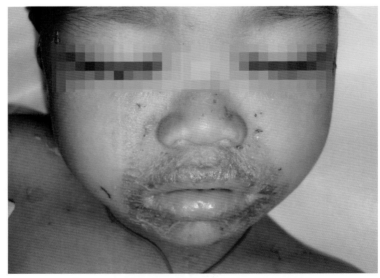

图3-1-5　葡萄球菌性烫伤样皮肤综合征（SSSS）

第二节 毛囊炎、疖、痈

毛囊炎、疖、痈是一组累及毛囊及其周围组织的细菌感染性皮肤病。

毛囊炎是局限于毛囊口的化脓性炎症。

疖是单个毛囊深部及周围组织的急性化脓性炎症。

痈由多个聚集的疖组成，表面有多个脓头，可深达皮下组织。

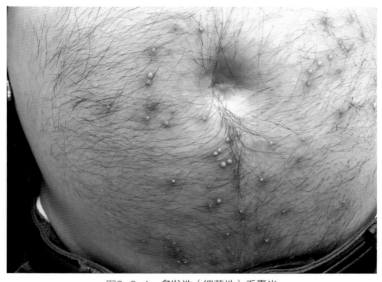

图3-2-1 多发性（细菌性）毛囊炎

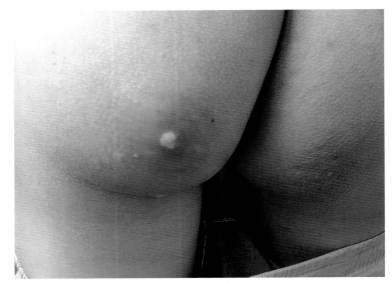

图3-2-2　疖

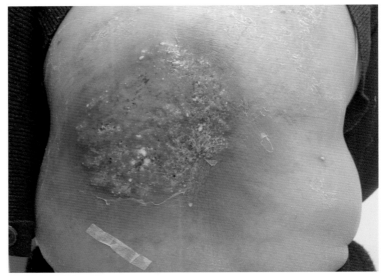

图3-2-3　痈（中山大学附属第一医院皮肤科韩建德提供）

第三节　丹毒和蜂窝织炎

丹毒和蜂窝织炎是一组累及皮肤深部组织的细菌感染性皮肤病。

丹毒多由乙型溶血性链球菌感染引起，主要累及淋巴管，常继发于足癣、耳鼻局部感染后；急性起病，可有高热，典型皮损是水肿性红斑，边界清楚，表面紧张发亮，皮温高，伴有触痛，局部淋巴结肿痛；严重者出现水疱、大疱、血疱甚至坏疽；下肢丹毒反复发作可形成象皮肿。

蜂窝织炎是弥漫性、水肿性、浸润性红斑，边界不清，皮温高，皮损中央红肿明显，严重者可发生坏死，常伴有高热等全身症状。

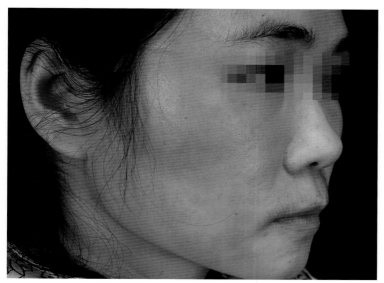

图3-3-1　丹毒（1）

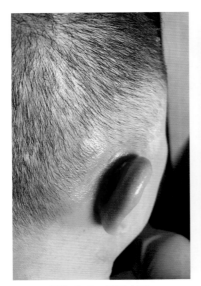

图3-3-2 丹毒（2）

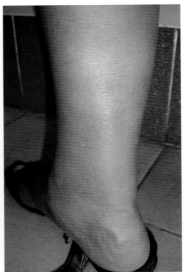

图3-3-3 丹毒（3）

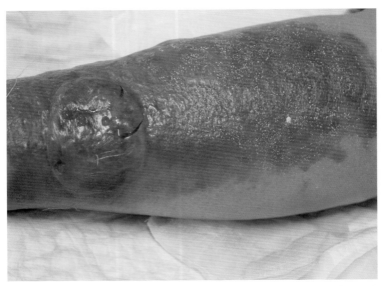

图3-3-4 丹毒（4）（中山大学附属第一医院皮肤科韩建德提供）

简明皮肤性病学 Concise Teaching Atlas of Dermatology and Venereology（Student Edition）教学图谱（学生版）

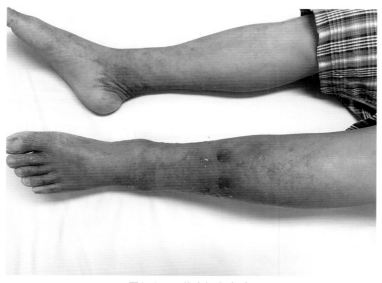

图3-3-5 蜂窝织炎（1）

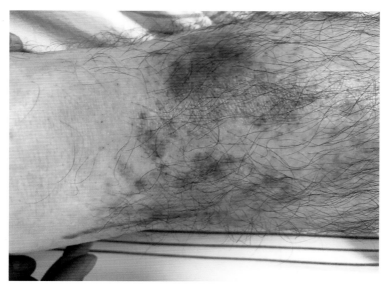

图3-3-6 蜂窝织炎（2）

第四节　皮肤结核病

　　皮肤结核病是结核分枝杆菌感染导致的慢性皮肤病，包括外源性、内源性和血行播散感染。皮肤还可对结核分枝杆菌产生免疫反应而出现结核疹。主要临床类型有寻常狼疮、疣状皮肤结核、腔口部皮肤结核、硬红斑、丘疹坏死性结核疹等。

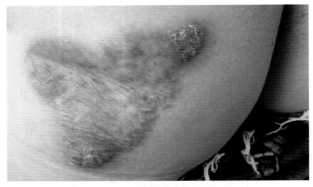

图3-4-1　皮肤结核病（疣状皮肤结核）

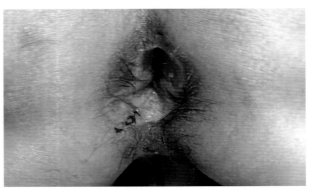

图3-4-2　皮肤结核病（腔口部皮肤结核）

第五节 麻 风

麻风是由麻风分枝杆菌感染易感人群后，选择性侵犯皮肤和周围神经，晚期可致残的慢性传染病。

临床常用五级分类法，免疫力由强至弱依次为结核样型麻风（TT）、界线类偏结核样型麻风（BT）、中间界线类麻风（BB）、界线类偏瘤型麻风（BL）、瘤型麻风（LL）。临床亦简化分为少菌型和多菌型。

病程中可出现麻风反应，迟发型超敏反应（Ⅰ型麻风反应）、免疫复合物反应（Ⅱ型麻风反应）。

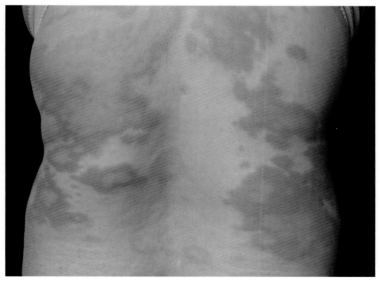

图3-5-1 界线类偏瘤型麻风（BL）伴Ⅱ型麻风反应

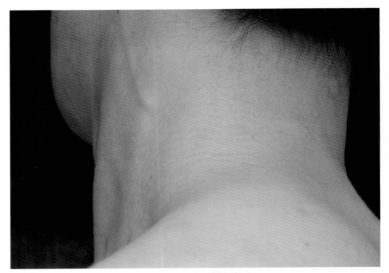

图3-5-2　麻风神经粗大

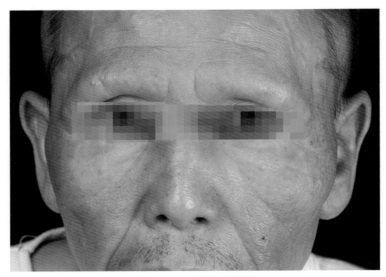

图3-5-3　麻风眉毛脱落

（朱国兴　冯佩英）

第四章 ▶

真菌性皮肤病

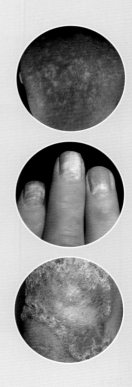

第一节　头　癣

　　头癣是累及头发和头皮的皮肤癣菌感染，儿童常见。临床分为黄癣、白癣和黑点癣。

　　黄癣有红斑、片状鳞屑，并形成黄癣痂，病发干枯、易折断，可破坏毛囊引起永久性秃发、瘢痕。

　　白癣可呈大小不一的灰白色鳞屑，一般无炎症反应。病发高于头皮2~4mm处折断，残根有菌鞘，青春期可自愈，不破坏毛囊，不留瘢痕。

　　黑点癣特点是病发刚出头皮就折断，残根在毛囊口处呈现黑点状，愈后有点状萎缩性瘢痕。

　　另有脓癣，是由亲动物皮肤癣菌导致，炎症明显，可形成脓肿，病发松动易拔出，可破坏毛囊、愈后永久性秃发和留瘢痕，脓癣切忌切开引流。

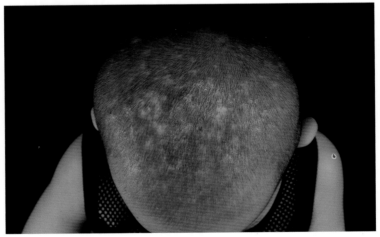

图4-1-1　头癣（黄癣）（1）

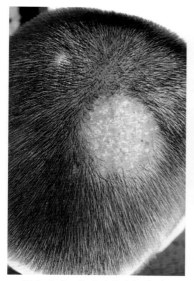

图4-1-2　头癣（黄癣）（2）

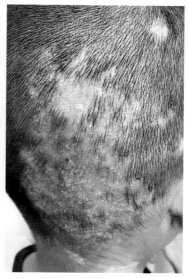

图4-1-3　脓癣（1）

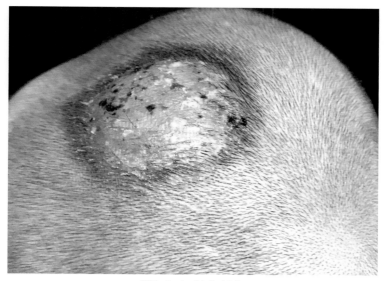

图4-1-4　脓癣（2）

第二节　体癣和股癣

体癣指发生于除头皮、毛发、掌跖和甲以外的浅表部位皮肤癣菌感染，发生于腹股沟、会阴、肛周或臀部的体癣特称为股癣。典型皮损呈环状或多环状红斑，边缘有丘疹、丘疱疹或小水疱，有鳞屑，边界清楚，边缘不断扩展，中央可趋于消退；伴有瘙痒。

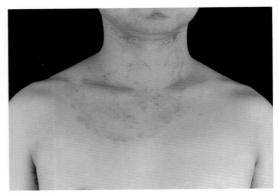

图4-2-1　体癣（1）

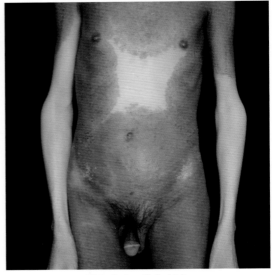

图4-2-2　体癣（2）

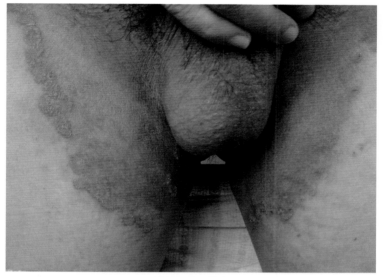

图4-2-3 股癣

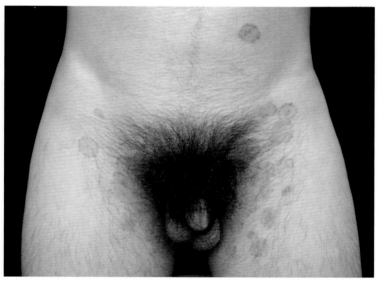

图4-2-4 体癣、股癣

第三节　手癣和足癣

　　手足癣临床类型主要有水疱型、鳞屑角化型和浸渍糜烂型，水疱型和浸渍糜烂型容易继发细菌感染，炎症反应明显时，可以合并癣菌疹。

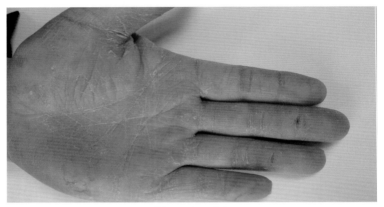

图4-3-1　手癣

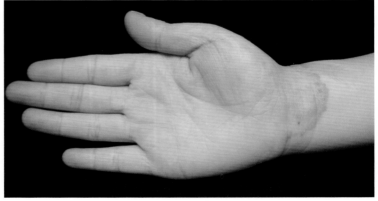

图4-3-2　手癣、体癣

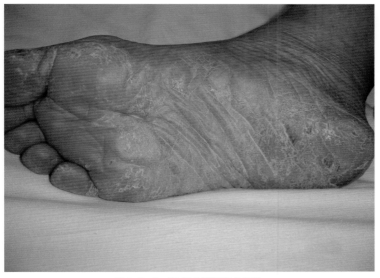

图4-3-3　足癣（鳞屑角化型）

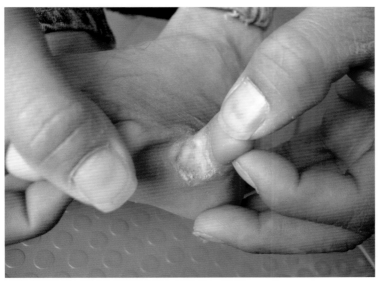

图4-3-4　足癣（浸渍糜烂型）

第四节　甲真菌病

　　甲真菌病临床类型主要有白色浅表型、远端侧位甲下型、近端甲下型和全甲毁损型。

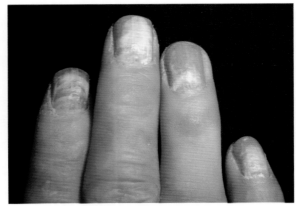

图4-4-1　甲真菌病（1）

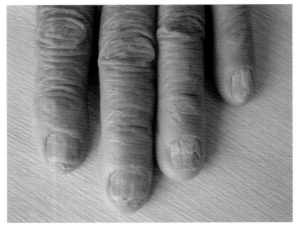

图4-4-2　甲真菌病（2）

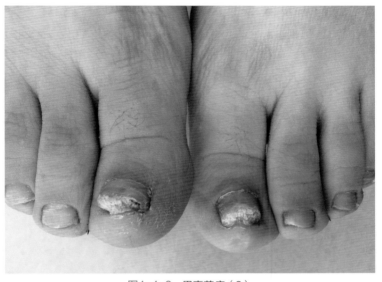

图4-4-3 甲真菌病（3）

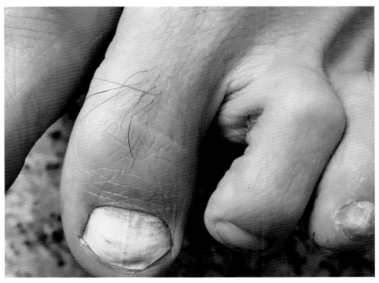

图4-4-4 甲真菌病（4）

第五节　花斑糠疹

花斑糠疹是马拉色菌侵犯皮肤角质层所引起的表浅感染。

皮损初为点状斑疹，淡褐色、微红或接近皮色，有细碎糠秕状鳞屑，后逐渐融合、扩展；慢性，冬轻夏重。

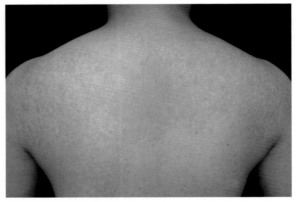

图4-5-1　花斑糠疹（1）

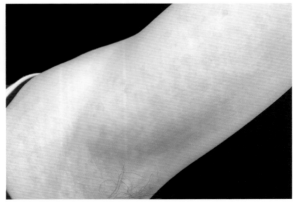

图4-5-2　花斑糠疹（2）

第六节　马拉色菌毛囊炎

　　马拉色菌毛囊炎是由马拉色菌引起的毛囊炎症，常见于长期使用糖皮质激素或广谱抗生素后。典型皮损是毛囊性炎性丘疹、丘脓疱疹，针头至粟粒大小，有红晕，可疏散，也可密集分布。

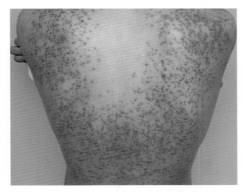

图4-6-1　马拉色菌毛囊炎（1）

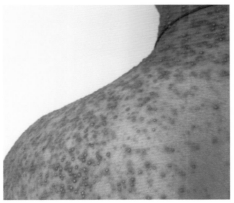

图4-6-2　马拉色菌毛囊炎（2）

第七节　念珠菌病

　　念珠菌病是由念珠菌属致病菌引起的感染，可累及皮肤、黏膜，也可累及内脏器官导致深部感染。主要的临床类型有皮肤念珠菌病（念珠菌性间擦疹、念珠菌性甲沟炎和甲真菌病）、黏膜念珠菌病（口腔念珠菌病、外阴阴道念珠菌病、念珠菌性包皮龟头炎）及系统念珠菌病。

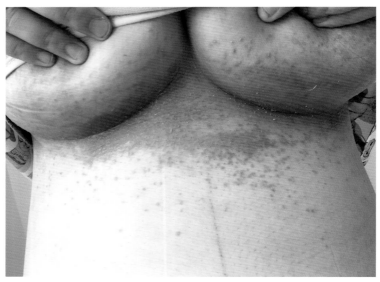

图4-7-1　念珠菌性间擦疹（1）

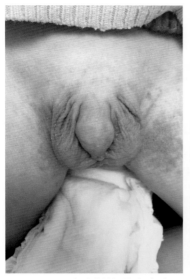

图4-7-2　念珠菌性间擦疹（2）

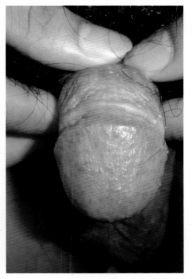

图4-7-3　念珠菌性包皮龟头炎

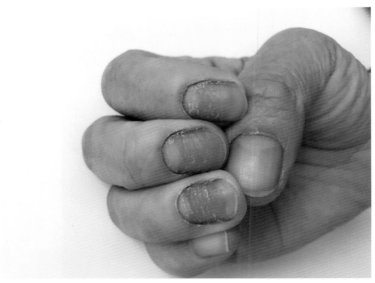

图4-7-4　念珠菌性甲沟炎和甲真菌病

059

第八节　着色芽生菌病

着色芽生菌病是一组暗色真菌引起的皮肤及皮下组织慢性感染。

常有局部外伤史，皮损初为真菌侵入部位单个结节或斑块，有痂，痂下肉芽样或疣状，缓慢进展，可发展成疣状、树胶肿样、银屑病样、足菌肿样或象皮肿样皮损。

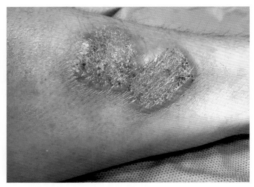

图4-8-1　着色芽生菌病（1）

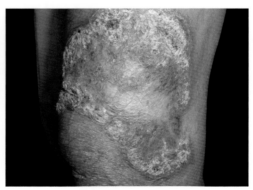

图4-8-2　着色芽生菌病（2）

第九节　孢子丝菌病

　　孢子丝菌病是由申克孢子丝菌复合体引起的皮肤、皮下组织、黏膜和局部淋巴系统的慢性感染，偶可播散。

　　临床类型有固定型、淋巴管型、播散型和皮肤外型。固定型是局限于初发部位的、单个疣状结节或浸润性斑块或肉芽肿样；淋巴管型表现呈串珠状，沿淋巴管排列。

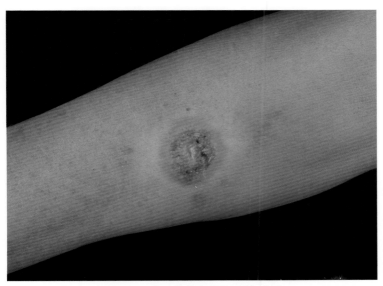

图4-9-1　孢子丝菌病（固定型）（1）

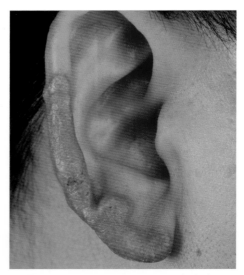

图4-9-2　孢子丝菌病（固定型）（2）

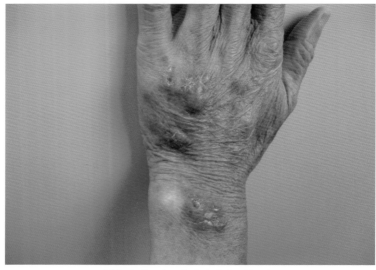

图4-9-3　孢子丝菌病（淋巴管型）

（朱国兴　冯佩英）

第五章 ▶

动物性皮肤病

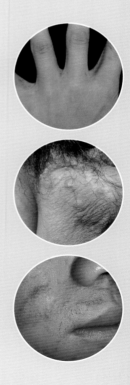

第一节 疥 疮

疥疮是由疥螨寄生于皮肤所致的传染性皮肤病，在集体或家庭内流行。

皮损好发于指缝、手腕、腹部、会阴等皮肤薄嫩部位，成人不累及头面部，但婴幼儿和免疫受损的成人可累及所有皮肤。典型皮损表现为针头大小的丘疹、丘疱疹和隧道（两点征），男性外阴可有疥疮结节；夜间奇痒；严重免疫功能低下者，可发生挪威疥疮，传染性极强。

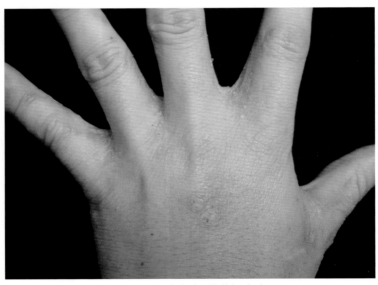

图5-1-1 疥疮（手指缝）（1）

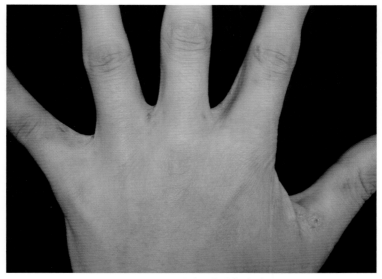

图5-1-2 疥疮（手指缝）（2）

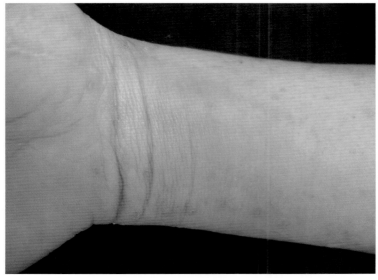

图5-1-3 疥疮（手腕）

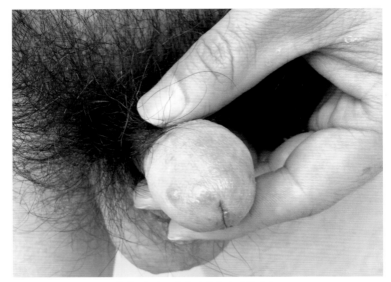

图5-1-4 疥疮（龟头疥疮结节）

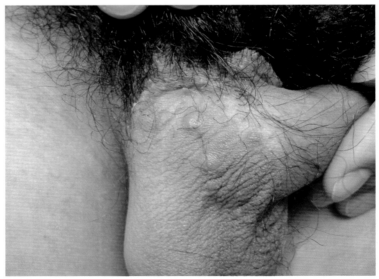

图5-1-5 疥疮（阴囊疥疮结节）（1）

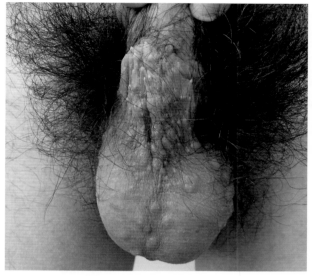

图5-1-6　疥疮（阴囊疥疮结节）（2）

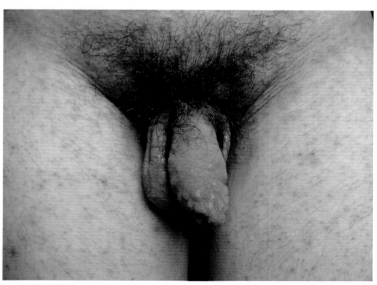

图5-1-7　疥疮（外阴疥疮结节）

第二节　隐翅虫皮炎

隐翅虫皮炎是皮肤接触隐翅虫强酸性毒液后所致的接触性皮炎。

夏季常见，好发于暴露部位，接触毒液后很快出现条索状、点簇状水肿性红斑，其上密集小丘疹、脓疱，伴有灼痛。

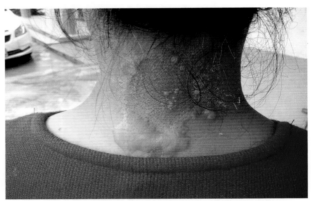

图5-2-1　隐翅虫皮炎（1）（湖南省浏阳市人民医院皮肤科刘齐提供）

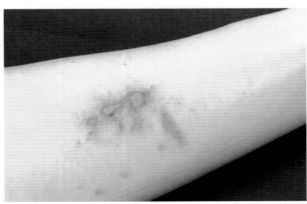

图5-2-2　隐翅虫皮炎（2）

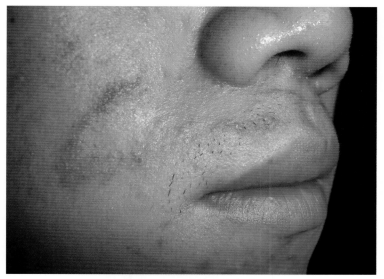

图5-2-3　隐翅虫皮炎（3）

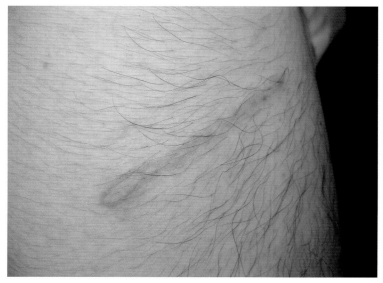

图5-2-4　隐翅虫皮炎（4）

第三节 虱 病

　　虱病是虱寄生于人体、反复叮咬吸血导致的传染性皮肤病。

　　临床分为头虱病、体虱病和阴虱病，可发现虱和虫卵，其中阴虱病患者内裤常有铁锈色血迹。

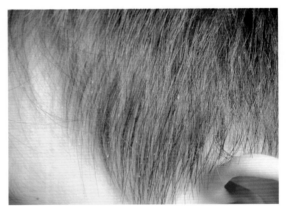

图5-3-1　头虱病

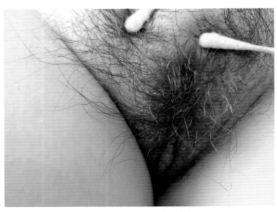

图5-3-2　阴虱病（1）

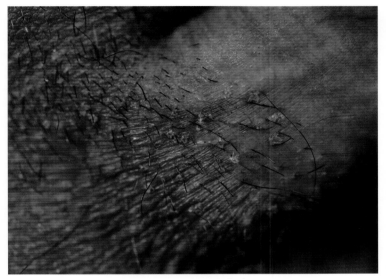

图5-3-3 阴虱病（2）

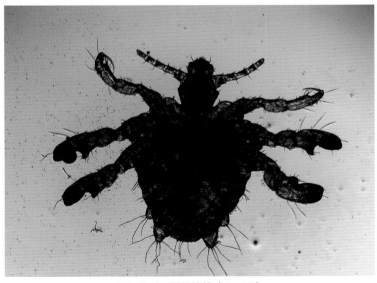

图5-3-4 阴虱镜检（4×10）

第四节 虫咬皮炎

虫咬皮炎的共同特点是皮损处可见针尖大小的咬痕，严重程度不一，轻、中度可有红斑、风团样丘疹、丘疱疹、水疱等，严重者可有大疱、紫癜、血管性水肿甚至过敏性休克等。

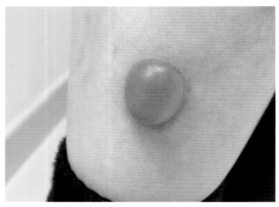

图5-4-1 虫咬皮炎（大疱）

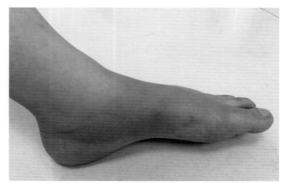

图5-4-2 虫咬皮炎

（朱国兴 冯佩英）

第六章 ▶

皮炎和湿疹

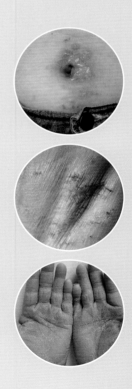

第一节　接触性皮炎

接触性皮炎是接触某些外源性物质后，在皮肤黏膜接触部位发生的急性或慢性炎症反应。

临床分为刺激性接触性皮炎和变应性接触性皮炎。常见特殊类型接触性皮炎有化妆品皮炎、尿布皮炎、漆性皮炎和空气源性接触性皮炎等。

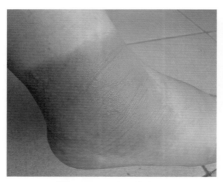

图6-1-1　接触性皮炎
（外用膏药导致）（1）

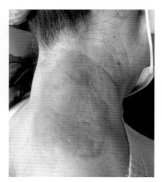

图6-1-2　接触性皮炎
（外用膏药导致）（2）

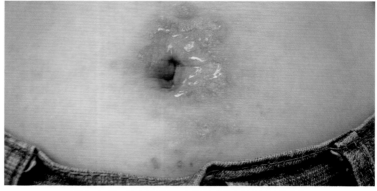

图6-1-3　接触性皮炎（金属皮带扣和纽扣导致）

第二节　特应性皮炎

特应性皮炎是与遗传过敏素质有关的慢性炎症性皮肤病。

临床表现为瘙痒、多形性皮损并有渗出倾向，常累及屈侧；可伴发哮喘、变应性鼻炎；血清中IgE水平升高、外周血嗜酸性粒细胞增多。可分为婴儿期、儿童期和青年成人期。

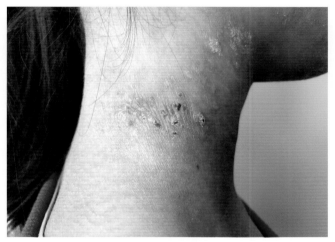

图6-2-1　特应性皮炎（1）

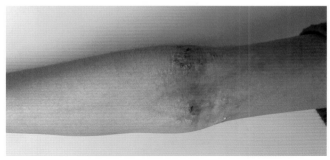

图6-2-2　特应性皮炎（2）

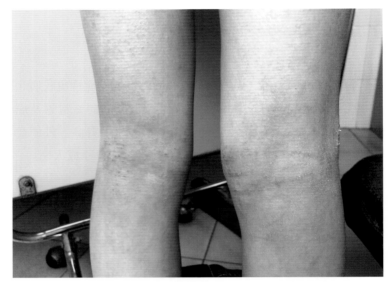

图6-2-3　特应性皮炎（3）

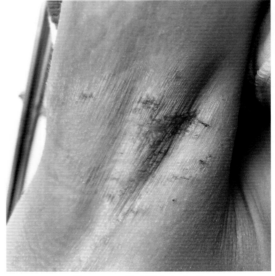

图6-2-4　特应性皮炎（4）

第三节　淤积性皮炎

淤积性皮炎又称静脉曲张性湿疹，是静脉曲张综合征中常见的临床表现之一，可呈急性、亚急性、慢性或复发性，可形成溃疡。

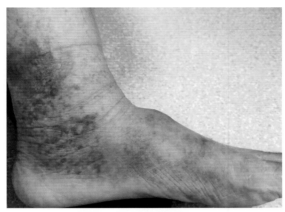

图6-3-1　淤积性皮炎（1）

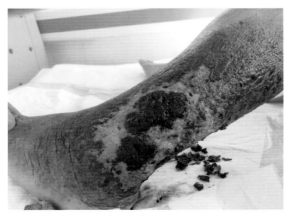

图6-3-2　淤积性皮炎（2）

第四节　湿　　疹

　　湿疹是多种内外因素引起的真皮浅层及表皮炎症。

　　临床上急性期皮损以丘疱疹为主，有渗出倾向；慢性期以苔藓样变为主，易反复发作。特殊类型湿疹包括手部湿疹、汗疱疹、乳房湿疹、外阴阴囊或肛门湿疹、钱币状湿疹、自身敏感性皮炎和感染性（传染性）湿疹样皮炎。

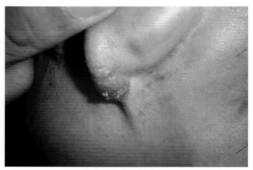

图6-4-1　湿疹（耳部）

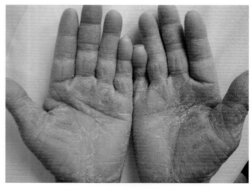

图6-4-2　湿疹（手部）

（马寒　朱国兴）

第七章 ▶

荨麻疹类皮肤病

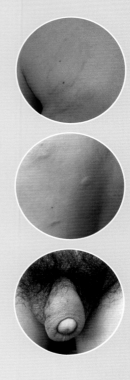

第一节　荨　麻　疹

荨麻疹是皮肤黏膜由于暂时性血管通透性增加而发生的局限性水肿，即风团。临床分为（急性或慢性）自发性荨麻疹、诱导性荨麻疹。

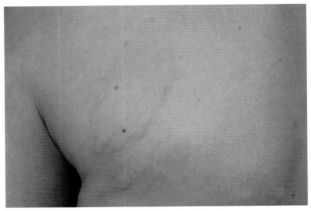

图7-1-1　荨麻疹（1）

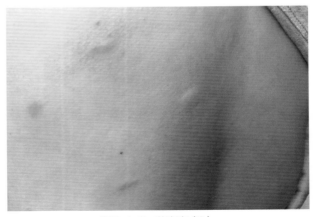

图7-1-2　荨麻疹（2）

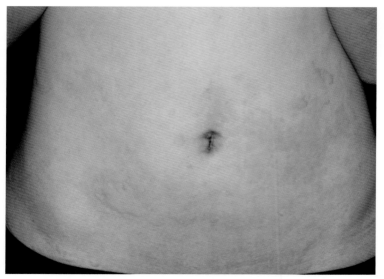

图7-1-3 荨麻疹（3）

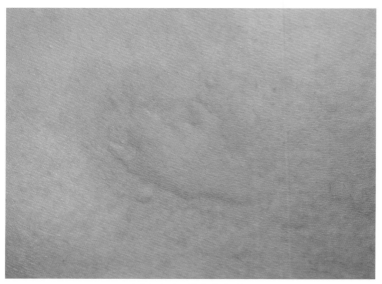

图7-1-4 荨麻疹（4）

第二节　血管性水肿

　　血管性水肿是一种发生于皮下疏松组织或黏膜的局限性水肿。临床分为获得性和遗传性。

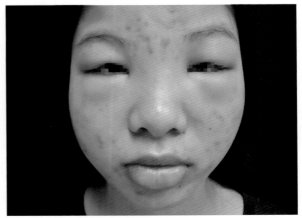

图7-2-1　血管性水肿（1）

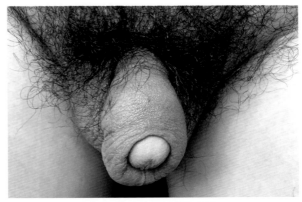

图7-2-2　血管性水肿（2）

（马寒　朱国兴）

第八章 ▶

药　疹

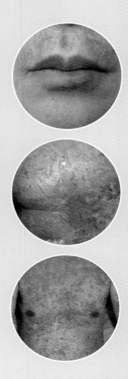

第一节　固定型药疹

　　固定型药疹主要临床特点有：明确的用药史；有一定的潜伏期；皮损好发于皮肤黏膜交界部位，暗紫红色略水肿性斑片，严重者可出现糜烂、水疱，边界清楚；同一部位可以反复发作；愈后可遗留色素沉着；皮损部位可一处或多处。

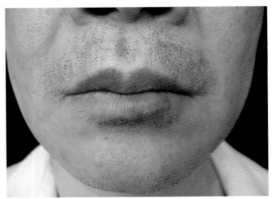

图8-1-1　固定型药疹（1）

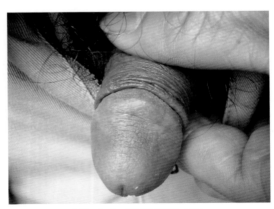

图8-1-2　固定型药疹（2）

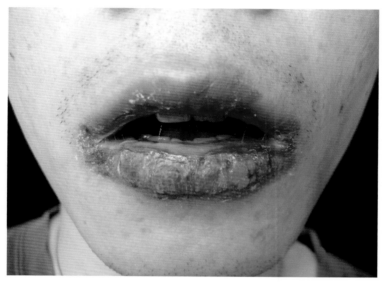

图8-1-3　固定型药疹（3）

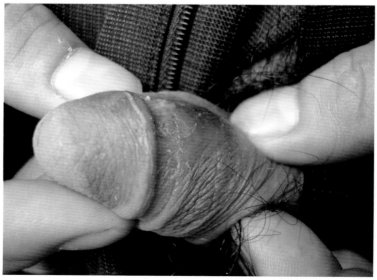

图8-1-4　固定型药疹（4）

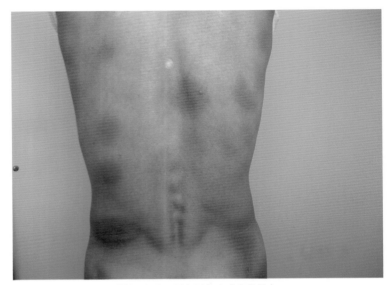

图8-1-5　固定型药疹（多发性）

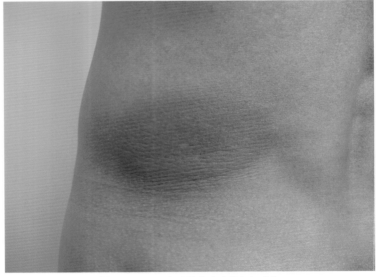

图8-1-6　固定型药疹（暗紫红色斑）

第二节　重症多形红斑型药疹

重症多形红斑型药疹又称Stevens-Johnson综合征，重症药疹之一。

主要临床特点有：明确的用药史；有一定的潜伏期；起病急骤，泛发的水肿性红斑、瘀斑，可迅速扩大并融合，出现水疱、大疱甚至血疱，可伴有尼氏征阳性，黏膜有损害；全身症状明显，可累及多系统或器官。

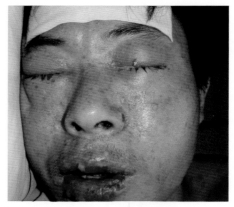

图8-2-1　重症多形红斑型药疹（1）

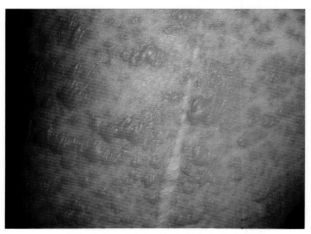

图8-2-2　重症多形红斑型药疹（2）

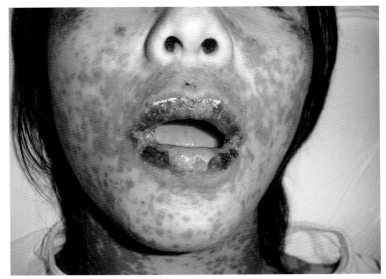

图8-2-3　重症多形红斑型药疹（3）

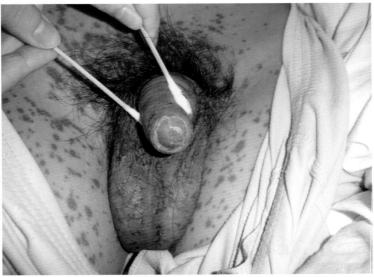

图8-2-4　重症多形红斑型药疹（4）

第三节　大疱性表皮松解型药疹

大疱性表皮松解型药疹（中毒性表皮坏死症，TEN）是药疹中最严重的类型之一。

主要临床特点有：明确的用药史；有一定的潜伏期；起病急骤，初为普通发疹型药疹或多形红斑型药疹，皮损迅速进展、融合，出现松弛性水疱、大疱，大片糜烂渗出，多处表皮松解，尼氏征阳性，似烫伤样，黏膜有损害；全身症状明显，可累及多系统或器官。

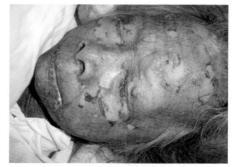

图8-3-1　大疱性表皮松解型药疹（中毒性表皮坏死症，TEN）（1）

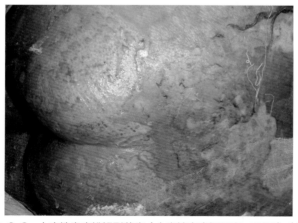

图8-3-2　大疱性表皮松解型药疹（中毒性表皮坏死症，TEN）（2）

第四节　剥脱性皮炎型或红皮病型药疹

　　剥脱性皮炎型或红皮病型药疹是重症药疹之一。

　　主要临床特点有：明确的用药史；有一定的潜伏期（可长达数周）；常在其他药疹基础上继续用药或治疗不当导致，皮损呈红皮病样，病程长；伴有轻重不一的全身症状，可累及多系统或器官。

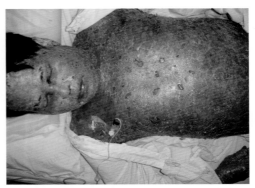

图8-4-1　剥脱性皮炎型或红皮病型药疹（1）

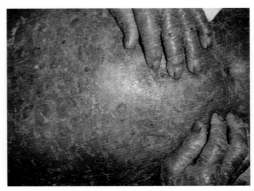

图8-4-2　剥脱性皮炎型或红皮病型药疹（2）

第五节　药物超敏反应综合征

药物超敏反应综合征，又称伴嗜酸性粒细胞增多和系统症状的药疹（DRESS），重症药疹之一。

主要临床特点有：明确的用药史（某些特殊药物如别嘌醇、抗癫痫药等）；有一定的潜伏期（可长达数周）；多数高热起病；皮损可轻可重，从麻疹紫癜型到多形红斑型甚至TEN都可以出现；血液学异常，尤其嗜酸性粒细胞增多；淋巴结肿大；内脏（肝、肾等）受累。

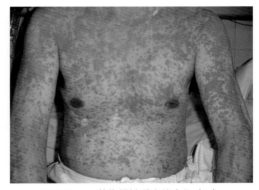

图8-5-1　药物超敏反应综合征（1）

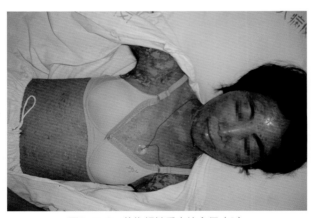

图8-5-2　药物超敏反应综合征（2）

第六节　其他类型药疹

急性泛发性发疹性脓疱病（脓疱型药疹），简称AGEP，绝大多数由药物诱发；急性起病，潜伏期短；弥漫性水肿性红斑上有许多小的无菌性脓疱，皱褶部位明显；伴有发热；去除诱因后病程短（多数2周）。

紫癜型药疹，双下肢好发，对称分布。轻者表现为紫癜、瘀斑；严重者可累及躯干、四肢，可伴有关节肿痛、腹痛或肾脏损害等。

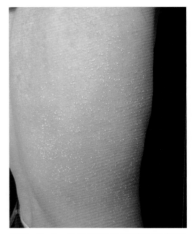

图8-6-1　急性泛发性发疹性脓疱病（脓疱型药疹）

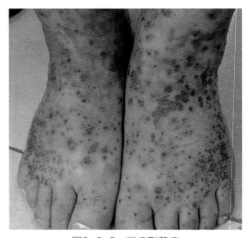

图8-6-2　紫癜型药疹

（朱国兴　马寒）

第九章 ▶

物理性皮肤病

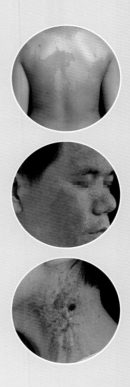

外界环境中很多物理因素，如光线、长期机械刺激（如压迫和摩擦）、温度等，可直接或间接引起皮肤损害，这类皮肤病变称为物理性皮肤病。临床常见有日光性皮肤病（日晒伤、多形性日光疹、慢性光化性皮炎等）、温度变化导致（夏季皮炎、痱子、冻疮）、长期机械刺激（如压迫和摩擦）导致（鸡眼与胼胝）和放射性皮炎。

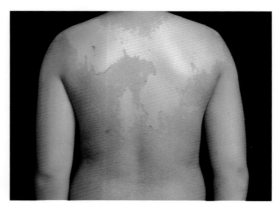

图9-1　日晒伤

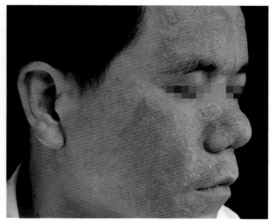

图9-2　慢性光化性皮炎

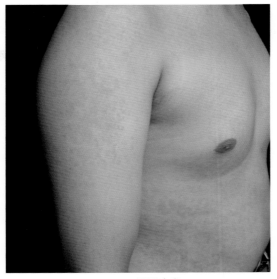

图9-3　夏季皮炎

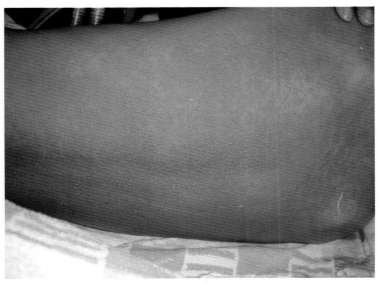

图9-4　痱子

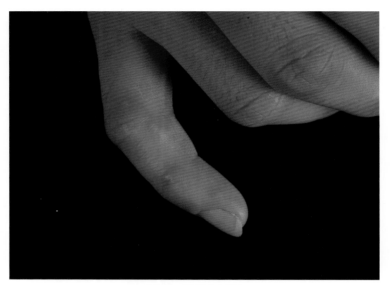

图9-5　冻疮（小指）

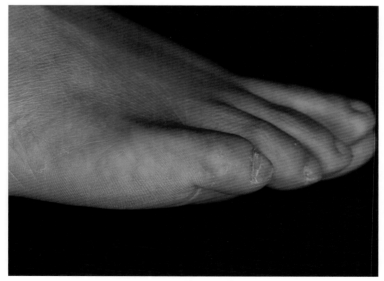

图9-6　鸡眼（小趾）

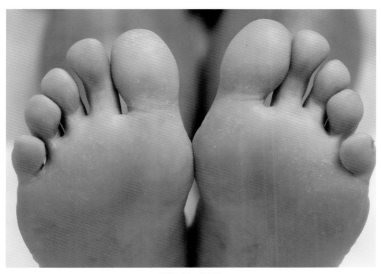

图9-7　胼胝

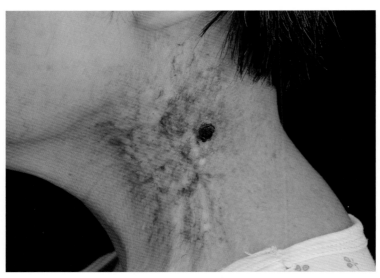

图9-8　放射性皮炎

（马寒　朱国兴）

第十章 ▶

瘙痒性皮肤病

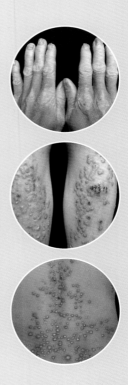

瘙痒性皮肤病包括一组以瘙痒为突出表现的皮肤病，多数病因复杂，一般认为与神经精神因素有关。临床常见有瘙痒症、慢性单纯性苔藓、结节性痒疹等。

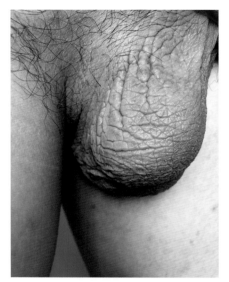

图10-1　慢性单纯性苔藓（1）

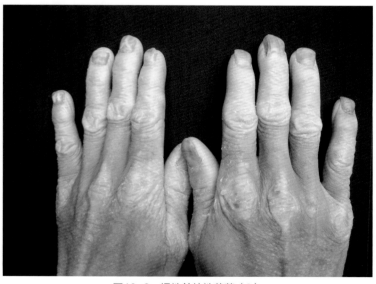

图10-2　慢性单纯性苔藓（2）

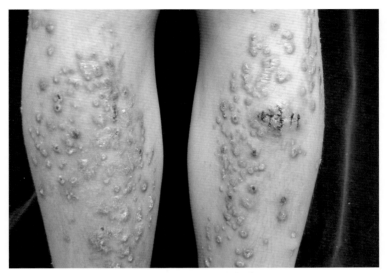

图10-3　结节性痒疹（1）

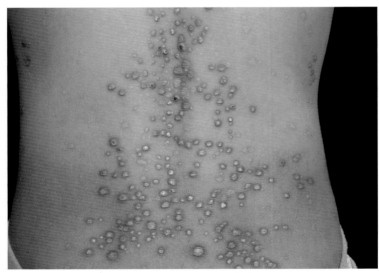

图10-4　结节性痒疹（2）

（马寒　朱国兴）

第十一章 ▶

红斑丘疹鳞屑性皮肤病

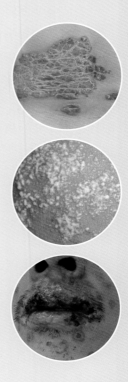

第一节 银 屑 病

银屑病是一种遗传与环境共同作用诱发、免疫介导的慢性、复发性、炎症性、系统性疾病。

基本皮损是鳞屑性红斑或斑块，临床分为四个类型。

寻常型银屑病主要临床特点：慢性反复病程，多数头皮首发，可累及全身；鳞屑性红斑、斑块，银屑病三联征（蜡滴、薄膜、点状出血，即Auspitz征），进展期有同形反应（Koebner现象），伴有甲损害如顶针状凹点，束发征；特殊类型有链球菌感染诱发的急性点滴状银屑病。

关节病型银屑病，除银屑病皮损外，尚累及关节。

红皮病型银屑病表现为红皮病样，弥漫性潮红、肿胀、鳞屑、浸润，面积大于90%，多因治疗不当诱发。

脓疱型银屑病，分为泛发性和局限性，泛发性脓疱型银屑病多急性起病、出现无菌性脓疱伴有高热等全身症状；局限性是掌跖脓疱病；其他特殊罕见类型有连续性肢端皮炎。

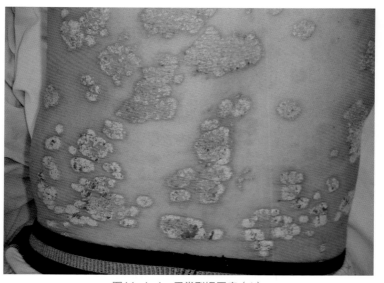

图11-1-1 寻常型银屑病（1）

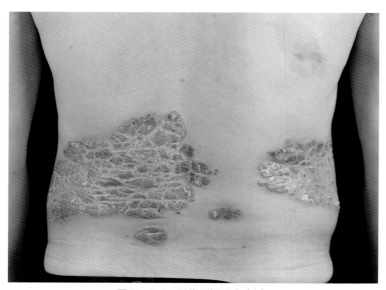

图11-1-2 寻常型银屑病（2）

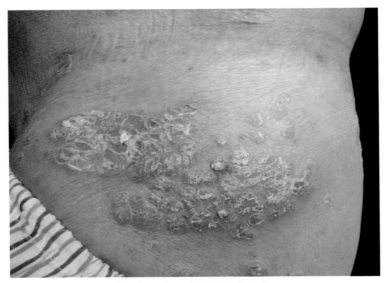

图11-1-3　寻常型银屑病（3）

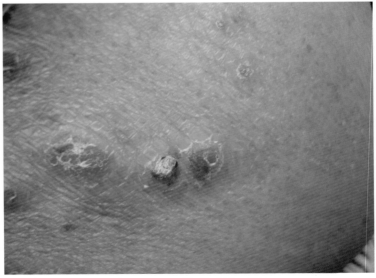

图11-1-4　寻常型银屑病三联征

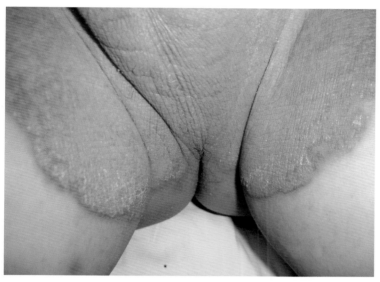

图11-1-5 寻常型银屑病（屈侧）

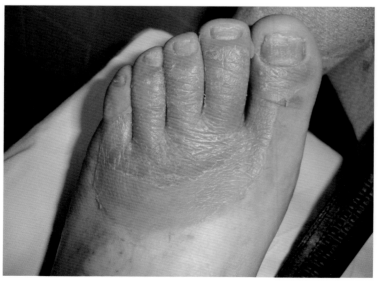

图11-1-6 寻常型银屑病伴甲损害

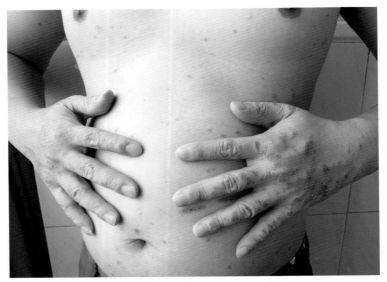

图11-1-7　寻常型银屑病同形反应（1）

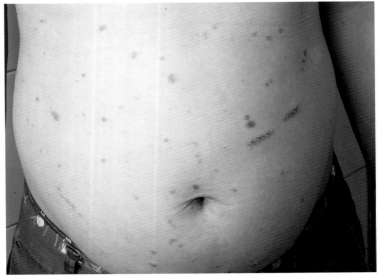

图11-1-8　寻常型银屑病同形反应（2）

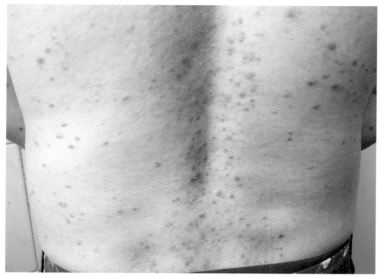

图11-1-9 急性点滴状银屑病

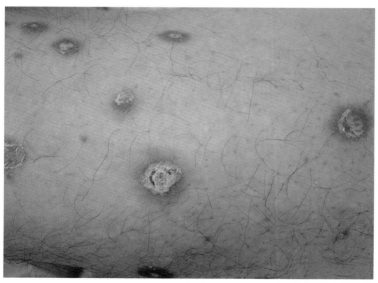

图11-1-10 寻常型银屑病（蛎壳状斑块）

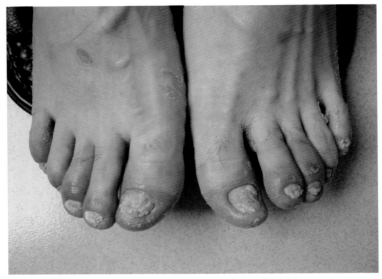

图11-1-11　关节病型银屑病（趾关节红肿）

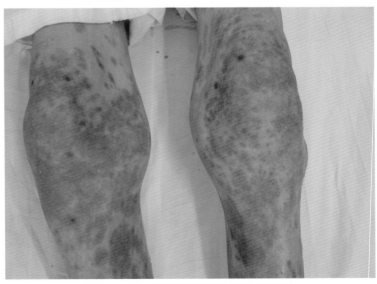

图11-1-12　关节病型银屑病（膝关节肿胀）

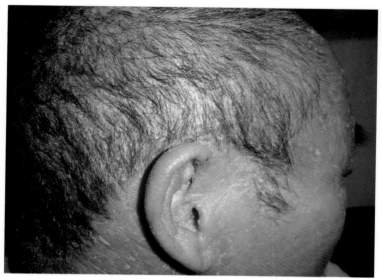

图11-1-13　红皮病型银屑病（1）

图11-1-14　红皮病型银屑病（2）

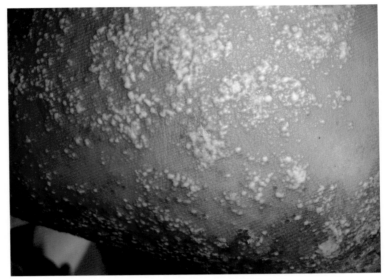

图11-1-15　泛发性脓疱型银屑病（1）

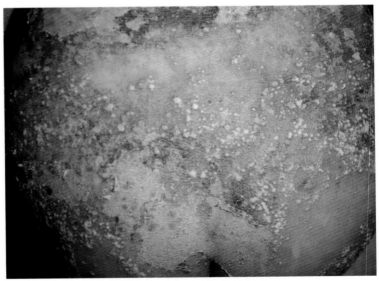

图11-1-16　泛发性脓疱型银屑病（2）

第二节　玫瑰糠疹

玫瑰糠疹是一种炎症性、自限性、红斑或丘疹鳞屑性皮肤病。

典型皮损呈母子斑，椭圆形长轴与皮纹基本平行，好发于躯干和四肢近端。

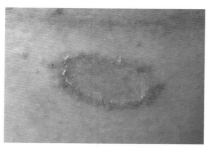

图11-2-1　玫瑰糠疹母斑

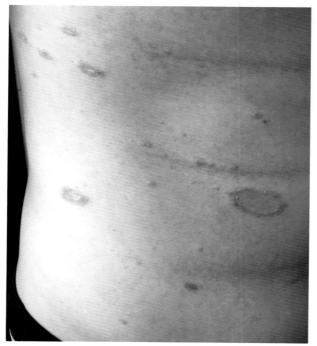

图11-2-2　玫瑰糠疹（1）

113

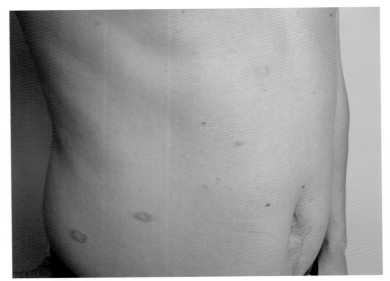

图11-2-3　玫瑰糠疹（2）

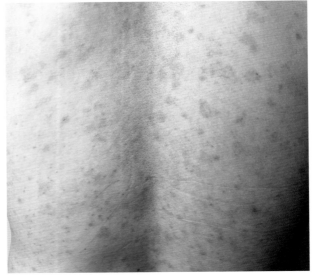

图11-2-4　玫瑰糠疹（3）

第三节 多形红斑

多形红斑是一种以靶型或虹膜状红斑为典型皮损的急性炎症性皮肤病。

常伴有黏膜损害，易复发。皮损多形，可分为红斑-丘疹型、水疱-大疱型和重症型（即Stevens-Johnson综合征）。

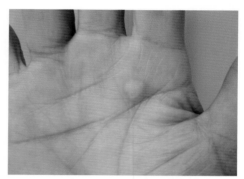

图11-3-1 多形红斑（靶型水疱）（1）

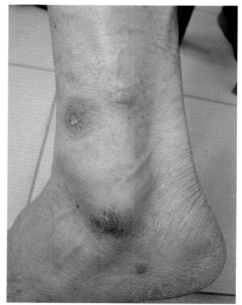

图11-3-2 多形红斑（靶型水疱）（2）

115

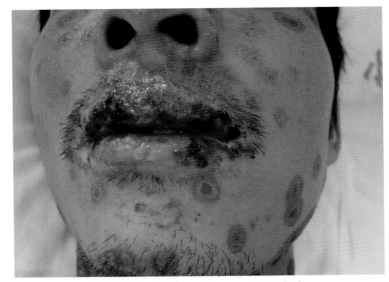

图11-3-3 Stevens-Johnson综合征（1）

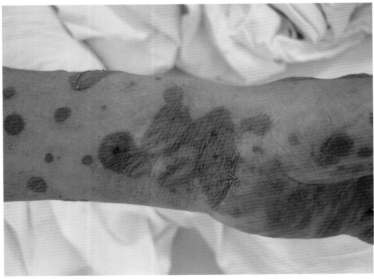

图11-3-4 Stevens-Johnson综合征（2）

第四节　扁平苔藓

扁平苔藓是一种特发性炎症性慢性皮肤病。

典型皮损是多角形暗紫红色扁平丘疹或斑块，可有Wickham纹，常累及黏膜和甲，急性期有同形反应（Koebner现象）。

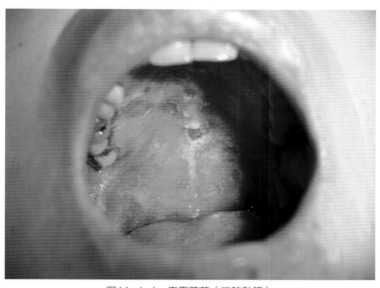

图11-4-1　扁平苔藓（口腔黏膜）

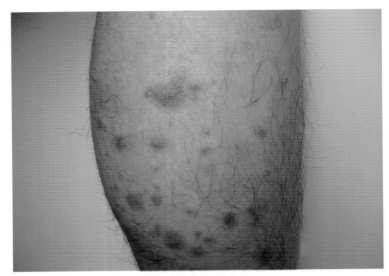

图11-4-2　扁平苔藓

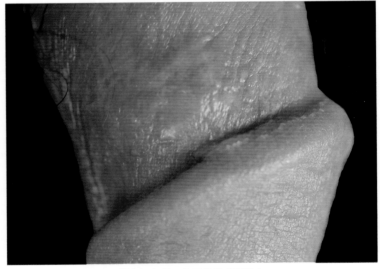

图11-4-3　扁平苔藓（阴茎）

（朱国兴　马寒）

第十二章 ▶

结缔组织病

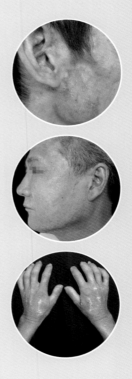

第一节 红 斑 狼 疮

红斑狼疮多见于育龄期女性，与紫外线密切相关，但临床异质性较大。

慢性皮肤型红斑狼疮有盘状红斑狼疮（DLE）、深在性红斑狼疮（狼疮性脂膜炎）、冻疮样红斑狼疮。

亚急性皮肤型红斑狼疮（SCLE）皮损主要表现为丘疹鳞屑型和环形红斑型，特殊类型有新生儿红斑狼疮。

系统性红斑狼疮（SLE）诊断标准包括：①蝶形红斑；②盘状红斑；③光敏感；④口腔溃疡；⑤非侵袭性关节炎；⑥浆膜炎（胸膜炎或心包炎）；⑦肾脏损害：持续蛋白尿（尿蛋白＞0.5g/d或尿蛋白+++以上）或有细胞管型；⑧神经病变：癫痫发作或精神症状（除外由药物、代谢病诱发者）；⑨血液学异常：溶血性贫血伴网织红细胞增多，或2次/2次以上白细胞$<4×10^9/L$、淋巴细胞$<1.5×10^9/L$，或血小板$<100×10^9/L$；⑩免疫性异常：抗ds-DNA抗体（＋），或抗Sm抗体（＋），或抗心磷脂抗体（＋）（包括抗心磷脂抗体，或狼疮抗凝物，或持续至少6个月的梅毒血清假阳性反应，三者中具备1项）；⑪ANA（＋）。11项中具备4项或4项以上即可诊断SLE（排除其他炎症性、感染性或肿瘤性疾病）。

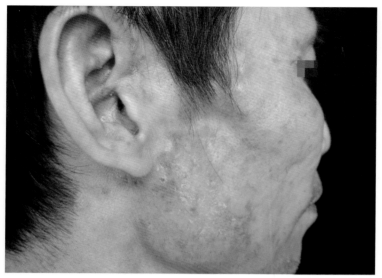

图12-1-1 盘状红斑狼疮

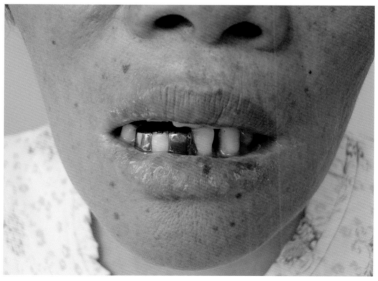

图12-1-2 盘状红斑狼疮（唇部）

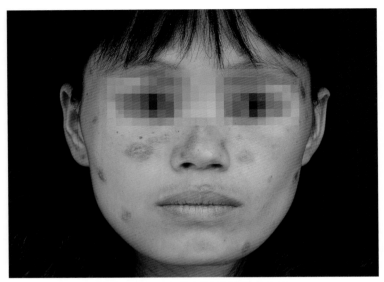

图12-1-3　亚急性皮肤型红斑狼疮（1）

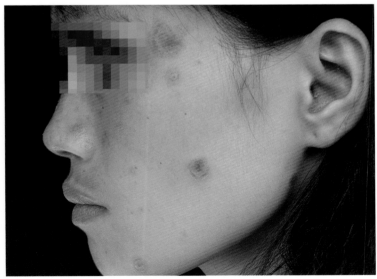

图12-1-4　亚急性皮肤型红斑狼疮（2）

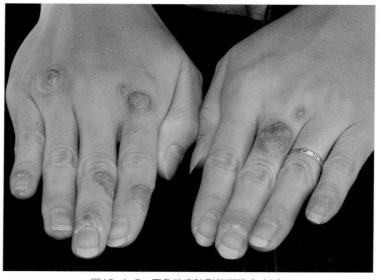

图12-1-5 亚急性皮肤型红斑狼疮（3）

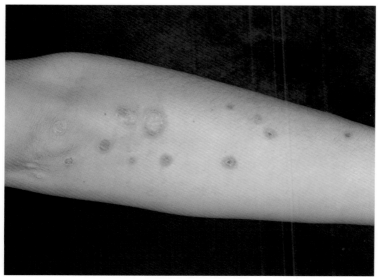

图12-1-6 亚急性皮肤型红斑狼疮（4）

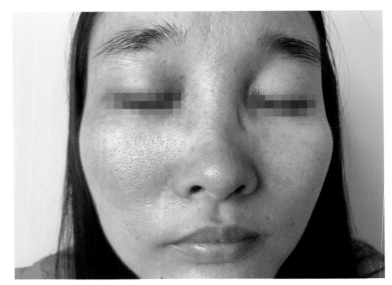

图12-1-7　系统性红斑狼疮（蝶形红斑）

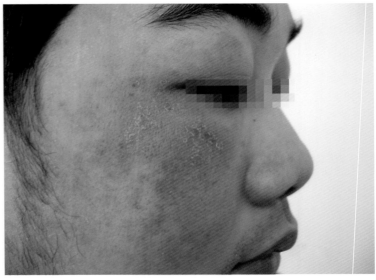

图12-1-8　系统性红斑狼疮（1）

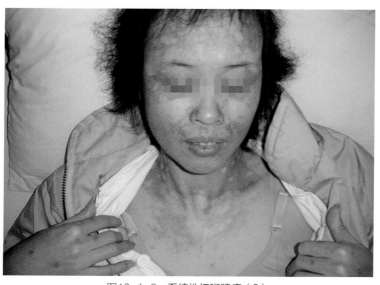

图12-1-9 系统性红斑狼疮（2）

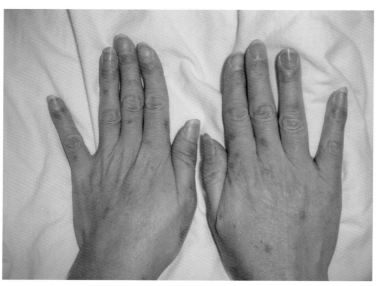

图12-1-10 系统性红斑狼疮（3）

第二节 皮 肌 炎

皮肌炎是一种累及皮肤和横纹肌的自身免疫性结缔组织病。

临床类型包括多发性肌炎、皮肌炎、皮肌炎合并恶性肿瘤、皮肌炎重叠或混合其他结缔组织病、儿童皮肌炎、无肌病性皮肌炎等。

皮肌炎特征性的皮损包括眶周（眼睑）暗紫红色水肿性斑、Gottron丘疹、皮肤异色症等，其他常见皮损尚有颈胸V形区红斑、血管炎样皮损、脱发、光敏、雷诺现象等；横纹肌损害症状如举手、抬头、上楼、下蹲、吞咽困难及声音嘶哑等，严重者累及呼吸肌和心肌。伴发的恶性肿瘤可以在皮肌炎之前或之后，也可同时，可有恶性红斑表现。

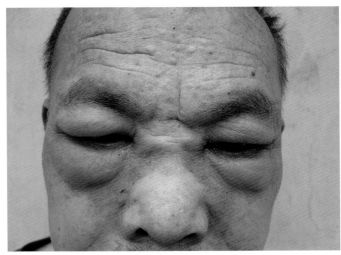

图12-2-1 皮肌炎（1）

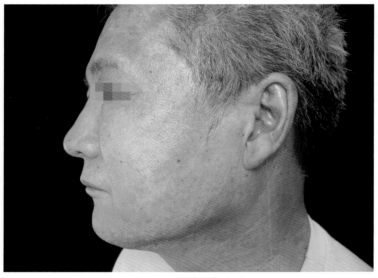

图12-2-2 皮肌炎（2）

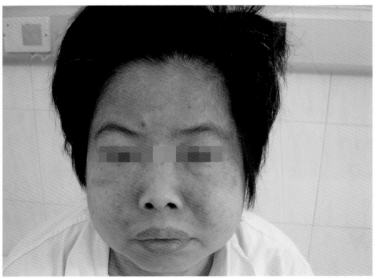

图12-2-3 皮肌炎（3）

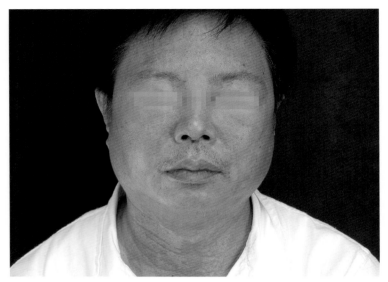

图12-2-4　皮肌炎（4）

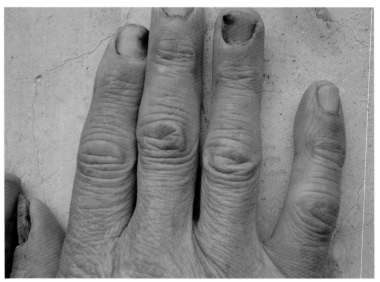

图12-2-5　皮肌炎（Gottron丘疹）

第三节　硬　皮　病

　　硬皮病是一种以皮肤局部或广泛变硬和内脏进行性硬化为特征的慢性结缔组织病。

　　分为局限性硬皮病和系统性硬皮病。局限性硬皮病常见有斑块状硬皮病（硬斑病）、线状硬皮病（如前额刀砍状）。系统性硬皮病皮损有肿胀期、硬化期和萎缩期，典型硬化期可出现面具脸、鹰嘴鼻、腊肠指等特征性表现，常伴有内脏硬化表现（食管、肺、心脏、肾脏等）。

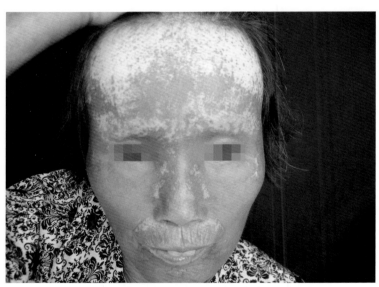

图12-3-1　系统性硬皮病（1）

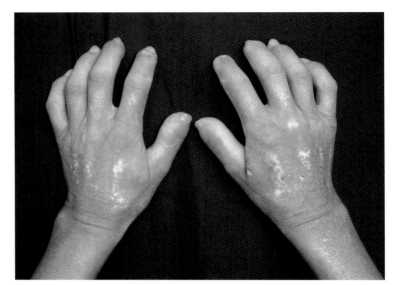

图12-3-2 系统性硬皮病（2）

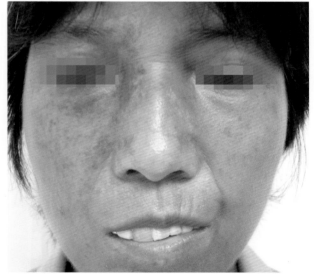

图12-3-3 系统性硬皮病（3）

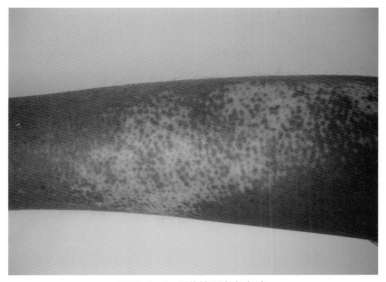

图12-3-4　系统性硬皮病（4）

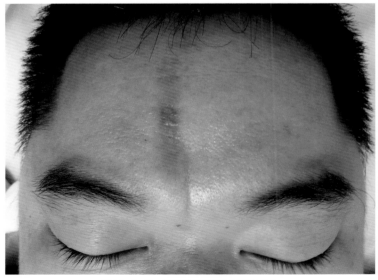

图12-3-5　局限性硬皮病（刀砍状）

131

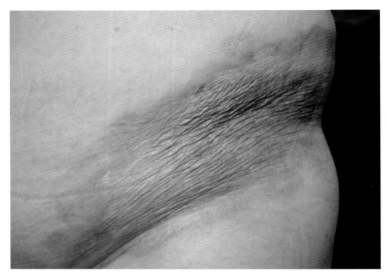

图12-3-6　局限性硬皮病（1）

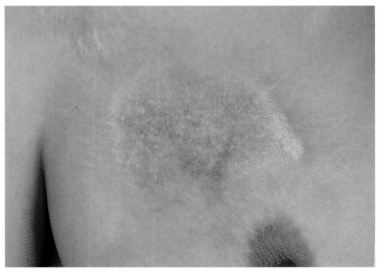

图12-3-7　局限性硬皮病（2）

（朱国兴　马寒）

第十三章 ▶

大疱性皮肤病

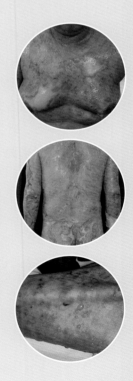

第一节 天 疱 疮

天疱疮是一组由表皮细胞松解引起的自身免疫性慢性大疱性皮肤病。

临床特点是皮肤和黏膜上出现松弛性水疱或大疱，极易破溃形成糜烂，尼氏征阳性；组织病理为表皮内水疱，直接免疫荧光示棘细胞间有IgG和C3呈网格状沉积；血清中和表皮细胞间存在IgG型的抗桥粒芯糖蛋白抗体（天疱疮抗体）。

临床分为寻常型天疱疮、增殖型天疱疮、落叶型天疱疮和红斑型天疱疮，特殊类型尚有副肿瘤性天疱疮、药物性天疱疮、IgA型天疱疮和疱疹样天疱疮，其中副肿瘤性天疱疮病情急重、黏膜损害突出、皮损多形、伴发恶性肿瘤（多来源于淋巴系统）。

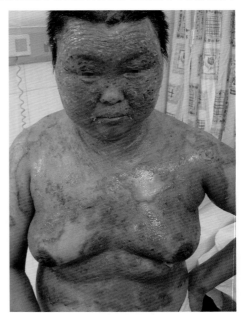

图13-1-1　寻常型天疱疮（1）

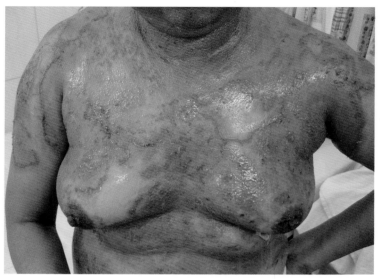

图13-1-2 寻常型天疱疮（2）

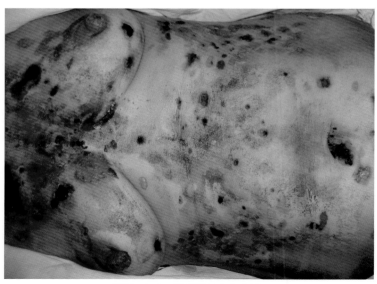

图13-1-3 寻常型天疱疮（3）

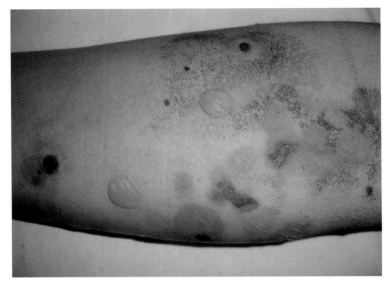

图13-1-4　寻常型天疱疮（4）

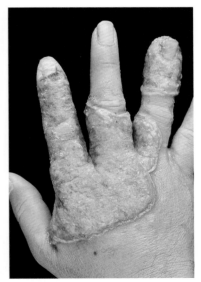

图13-1-5　增殖型天疱疮（1）

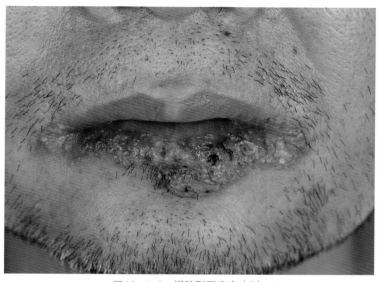

图13-1-6 增殖型天疱疮（2）

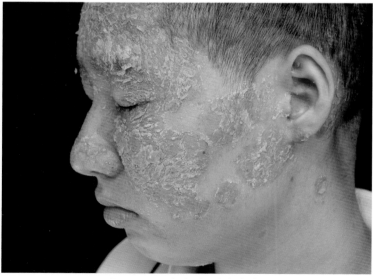

图13-1-7 红斑型天疱疮（1）

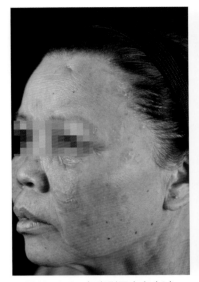

图13-1-8　红斑型天疱疮（2）

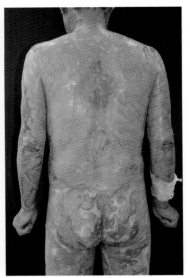

图13-1-9　副肿瘤性天疱疮（1）

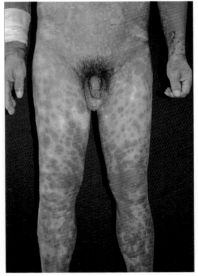

图13-1-10　副肿瘤性天疱疮（2）

第二节 大疱性类天疱疮

大疱性类天疱疮是一种好发于中老年人的自身免疫性表皮下大疱病。

临床特征是厚壁、紧张不易破溃的大疱，尼氏征阴性，黏膜损害少见；组织病理为表皮下大疱，免疫病理是基底膜带IgG和（或）C3沉积；血清中有针对基底膜带成分的自身抗体。

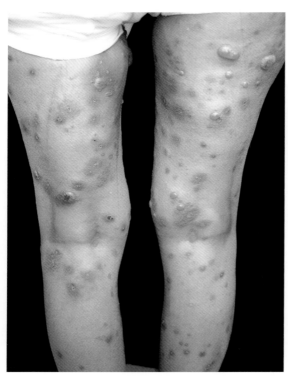

图13-2-1 大疱性类天疱疮（1）

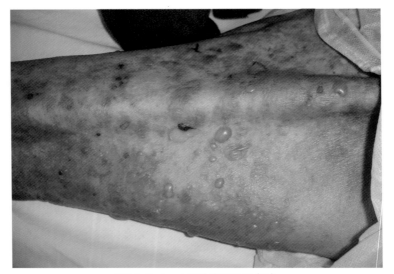

图13-2-2　大疱性类天疱疮（2）

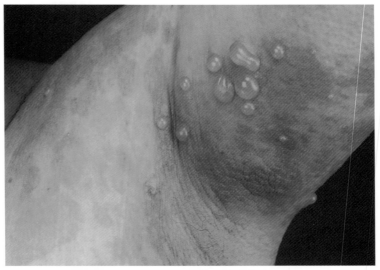

图13-2-3　大疱性类天疱疮（3）

（朱国兴　马寒）

第十四章 ▶

血管炎与脂膜炎

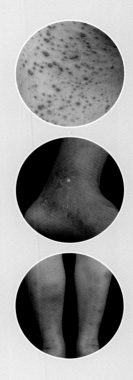

第一节　过敏性紫癜

过敏性紫癜是一种IgA型抗体介导的变态反应性毛细血管和细小血管炎。

临床特征是非血小板减少性皮肤紫癜，典型皮损是可触及性紫癜，可融合；仅累及皮肤者是单纯型，还可伴有关节痛（关节型）、腹痛（腹型）和肾损（肾型）。

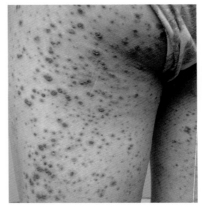

图14-1-1　过敏性紫癜（1）

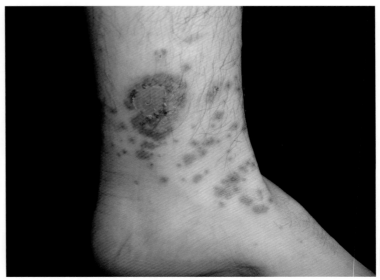

图14-1-2　过敏性紫癜（2）

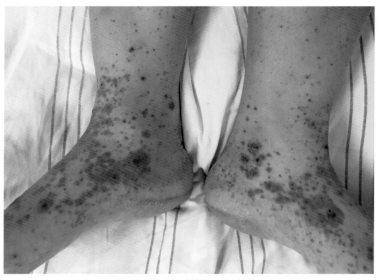

图14-1-3 过敏性紫癜（3）

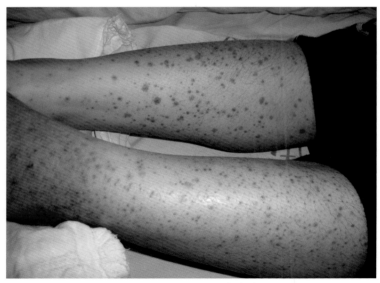

图14-1-4 过敏性紫癜（4）

第二节　皮肤小血管炎

皮肤小血管炎是指单纯累及真皮小血管的血管炎，是一个排他性诊断，如果有系统损害，则应诊断为系统性血管炎的皮肤表现。

皮损好发于下肢尤其小腿，对称，多形，可表现为红斑、丘疹、紫癜、水疱、血疱、糜烂、溃疡、坏死和表浅小结节，尤其以紫癜、坏死和小结节为主要表现。

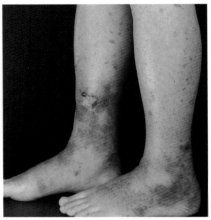

图14-2-1　变应性皮肤小血管炎（1）

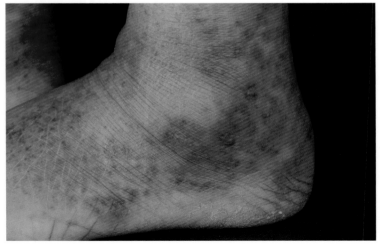

图14-2-2　变应性皮肤小血管炎（2）

144

第三节　青斑性血管病

青斑性血管病又称白色萎缩，主要累及双小腿特别是踝关节周围皮肤，表现为复发性疼痛性溃疡伴有网状青斑，反复发作后遗留有白色萎缩性瘢痕。

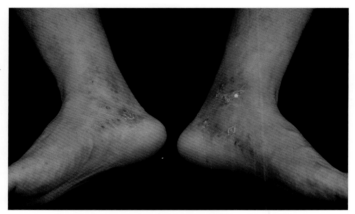

图14-3-1　青斑性血管病（白色萎缩）（1）

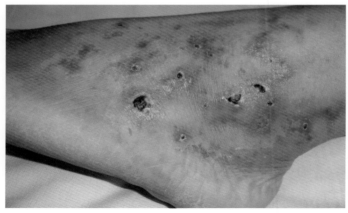

图14-3-2　青斑性血管病（白色萎缩）（2）

第四节　结节性红斑

结节性红斑是发生于皮下脂肪小叶间隔的炎症性疾病。

典型表现为小腿伸侧的红色结节和斑块，数个或多发，不融合，局部皮温高，自觉疼痛并有压痛。

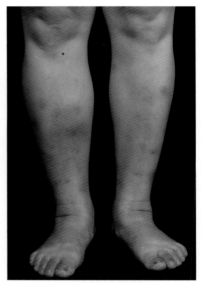

图14-4-1　结节性红斑（1）

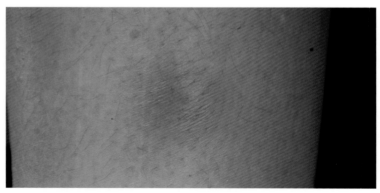

图14-4-2　结节性红斑（2）

（马寒　朱国兴）

146

第十五章 ▶

嗜中性皮肤病

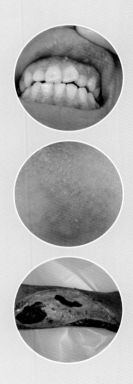

第一节 白 塞 病

白塞病又称口–眼–生殖器综合征，是以反复发作的口、眼、生殖器和皮肤损害为特征的细小血管炎，严重时累及中、大血管，出现多系统、多脏器损害。

诊断标准为：复发性口腔溃疡，每年至少发作3次，同时存在，结合以下4项中的2项即可诊断。①复发性生殖器溃疡；②眼部损害（葡萄膜炎、玻璃体病变或视网膜血管炎）；③皮肤损害（结节性红斑、假性毛囊炎、丘疹脓疱样损害或未接受糖皮质激素治疗者青春期后出现痤疮样结节）；④针刺反应阳性。

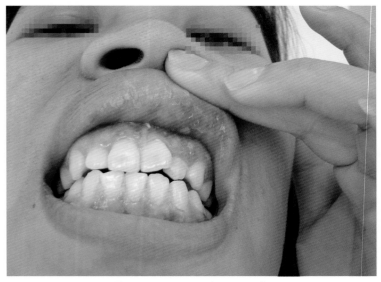

图15-1-1 白塞病（口腔溃疡）

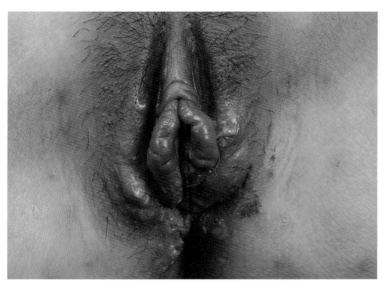

图15-1-2　白塞病（外阴多发溃疡）

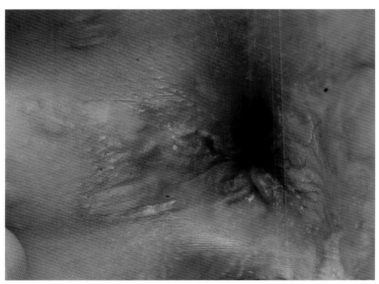

图15-1-3　白塞病（肛周多发溃疡）

149

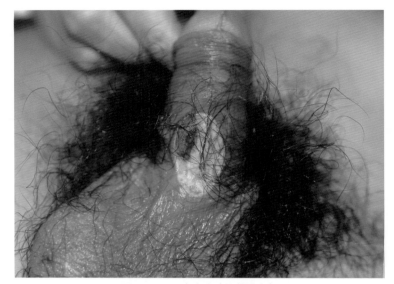

图15-1-4　白塞病（阴茎溃疡）

第二节　急性发热性嗜中性皮病

　　急性发热性嗜中性皮病又称Sweet病，以四肢、颈面部突然出现疼痛性红色结节或斑块伴发热和外周血中性粒细胞增多为特征，主要诱因有感染、药物和肿瘤（骨髓源性）。

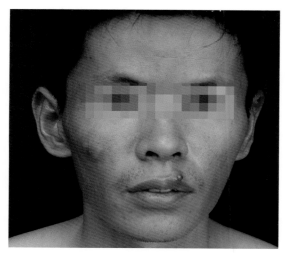

图15-2-1　急性发热性嗜中性皮病（1）

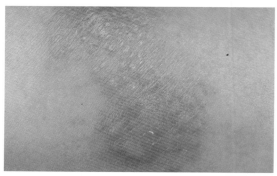

图15-2-2　急性发热性嗜中性皮病（2）

第三节　坏疽性脓皮病

坏疽性脓皮病是以皮肤炎症和溃疡为主要表现的非感染性嗜中性皮病，常伴有系统疾病。

临床分为溃疡型、大疱型、脓疱型和增殖型，其共同临床特点是：从初发的炎性丘疹、脓疱、水疱和结节，迅速进展为大片糜烂和溃疡，疼痛剧烈，伴或不伴发热，皮损易被外伤诱发。

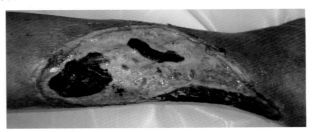

图15-3-1　坏疽性脓皮病（1）

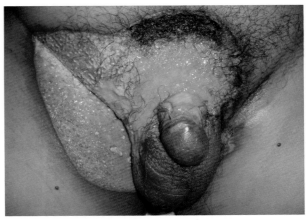

图15-3-2　坏疽性脓皮病（2）

（马寒　朱国兴）

第十六章 ▶

皮肤附属器疾病

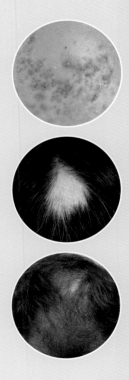

第一节　痤　疮

　　痤疮是一种毛囊皮脂腺单位的慢性炎症性皮肤病。

　　痤疮分级（强调皮损的性质，不考虑皮损的数量），Ⅰ级（轻度）：仅有粉刺；Ⅱ级（轻至中度）：除粉刺外，还有炎性丘疹；Ⅲ级（中度）：除有粉刺、炎性丘疹外，还有脓疱；Ⅳ级（重度）：除有粉刺、炎性丘疹及脓疱外，还有结节、囊肿或瘢痕。

　　特殊类型痤疮包括聚合性痤疮、暴发性痤疮等。

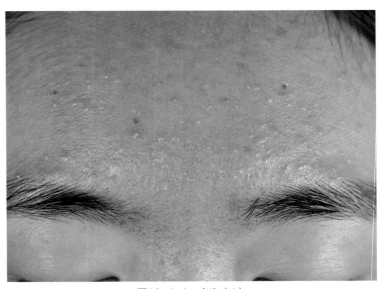

图16-1-1　痤疮（1）

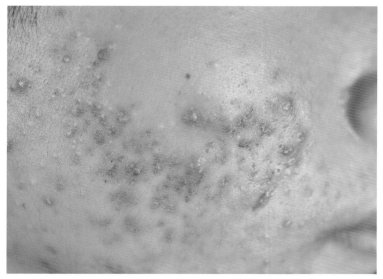

图16-1-2　痤疮（2）

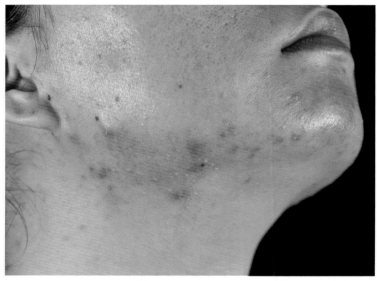

图16-1-3　痤疮（3）

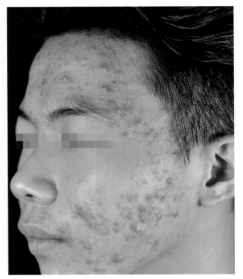

图16-1-4　痤疮（4）

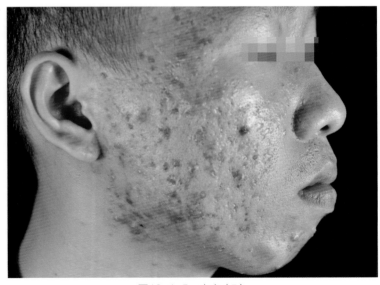

图16-1-5　痤疮（5）

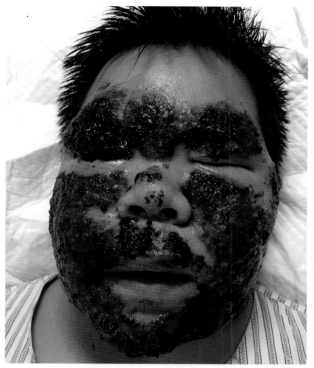

图16-1-6 暴发性痤疮

第二节　玫 瑰 痤 疮

　　玫瑰痤疮，原称酒渣鼻，是一种好发于面中部，以持久性红斑与毛细血管扩张为主的慢性炎症性皮肤病。

　　临床类型有红斑毛细血管扩张型、丘疹脓疱型、鼻赘型和眼型。主要临床特点是面中部为主的阵发性潮红、持久性红斑，以及面颊、口周、鼻部毛细血管扩张，或丘疹、丘脓疱疹，或鼻部、面颊、口周肥大增生性改变为主，或有眼部症状，以及伴有主观症状，如灼热、刺痛、干燥或瘙痒。

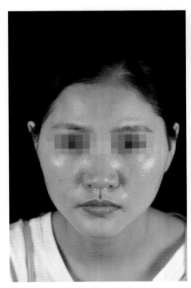

图16-2-1　玫瑰痤疮（1）

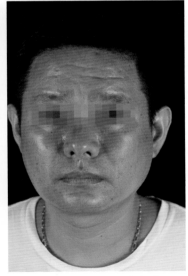

图16-2-2　玫瑰痤疮（2）

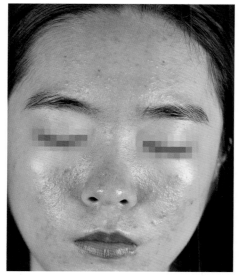

图16-2-3　玫瑰痤疮（3）

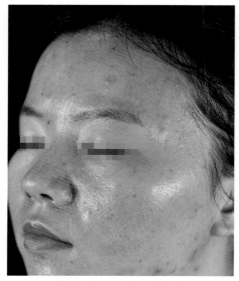

图16-2-4　玫瑰痤疮（4）

第三节 斑 秃

　　斑秃是一种精神因素主导、自身免疫相关的非瘢痕性毛发脱失性疾病，可发生于身体任何部位。

　　典型表现为突然出现的斑状脱发，边界清楚，患处皮肤光滑无炎症，进展期脱发区边缘头发松动易拔出（轻拉试验阳性），呈感叹号样。斑秃可伴有甲损害。全部头发脱失称为全秃；严重者眉毛、睫毛、腋毛、阴毛和全身毳毛全部脱落，称为普秃。

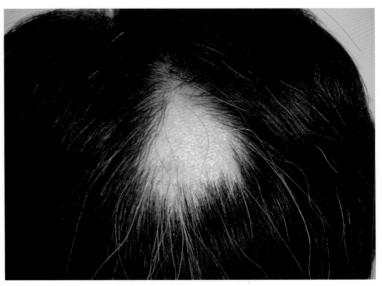

图16-3-1 斑秃

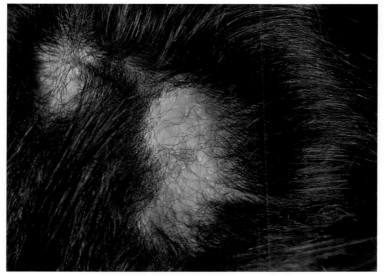

图16-3-2 斑秃

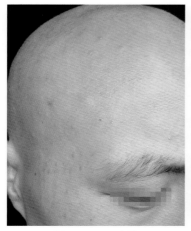

图16-3-3 全秃

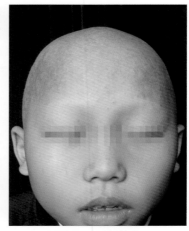

图16-3-4 普秃

第四节　雄激素性秃发

雄激素性秃发是一种非瘢痕性秃发，发生于青春期和青春期后，有遗传倾向，主要表现为毛发微小化和毛发进行性减少。男性多见，但女性亦可发生。

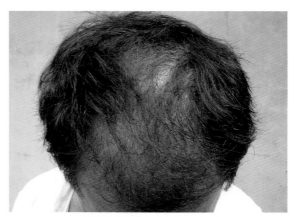

图16-4-1　雄激素性秃发（1）

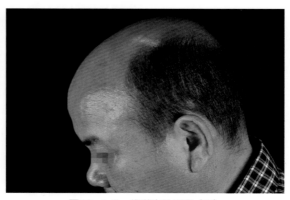

图16-4-2　雄激素性秃发（2）

（朱国兴　马寒）

第十七章 ▶

色素性皮肤病

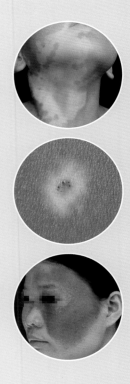

第一节 白癜风

白癜风是一种后天性色素脱失性皮肤黏膜疾病，可累及毛囊。

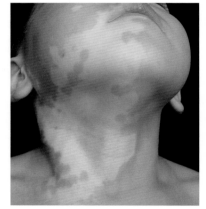

临床表现为白斑和（或）白发。进展期白斑扩大、增多，边缘呈浅白色或灰白色，边界模糊，形成三色白癜风，易发生同形反应；稳定期的典型皮损是乳白色或瓷白色色素脱失斑，边界清楚，可见色素岛或边缘色素加深。

图17-1-1　白癜风（1）

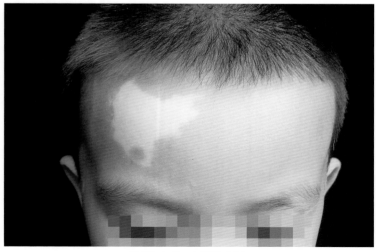

图17-1-2　白癜风（2）

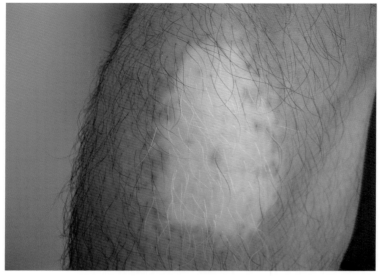

图17-1-3 白癜风（毛发变白）

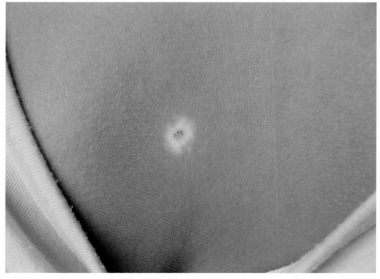

图17-1-4 白癜风（晕痣）

第二节　黄　褐　斑

　　黄褐斑是面部黄褐色色素沉着斑，大小不一，多对称分布。

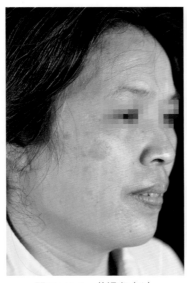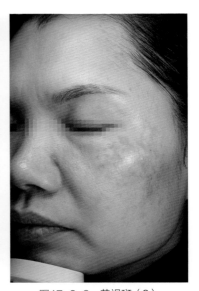

图17-2-1　黄褐斑（1）　　　　　图17-2-2　黄褐斑（2）

第三节　雀　　斑

雀斑是一种常见于面部的褐色点状色素斑，部分有家族遗传性。

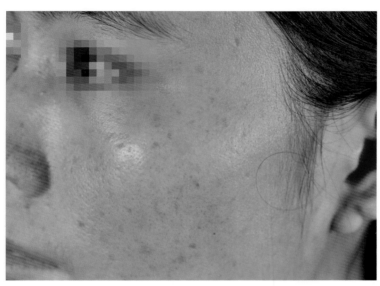

图17-3　雀斑

第四节　太　田　痣

　　太田痣好发于单侧面部，特别是三叉神经第一、第二支分布区域，表现为眼周、颞部、颧部、前额及鼻部的蓝灰色、灰褐色斑点或斑片，边界不清，呈网状或弥漫性，持久存在。

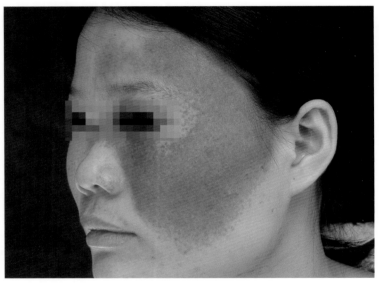

图17-4　太田痣

（朱国兴　马寒）

第十八章 ▶

遗传性皮肤病

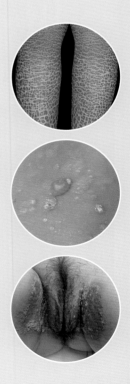

鱼鳞病是一组以皮肤干燥并伴有鱼鳞样鳞屑为特征的角化障碍性遗传性皮肤病。临床类型有寻常型鱼鳞病、性连锁鱼鳞病、板层状鱼鳞病、先天性大疱性鱼鳞病样红皮病和先天性非大疱性鱼鳞病样红皮病。

毛周角化症是一种慢性毛囊角化性皮肤病，好发于上臂和大腿伸侧，对称，表现为细小的伴有角栓的毛囊性丘疹，肤色，不融合。

遗传性掌跖角化病以弥漫性或局限性的掌跖皮肤增厚和角化过度为临床特征，有家族遗传史。

遗传性大疱性表皮松解症是由轻微物理性损伤引起的、以水疱为主要特征的一组罕见遗传性疾病。

家族性良性慢性天疱疮又称Hailey-Hailey病，以持续性、复发性大疱与水疱为特征的一种少见常染色体显性遗传病。好发于间擦部位，对称，红斑基础上的松弛性水疱，尼氏征阳性，易糜烂，反复发作可增生。

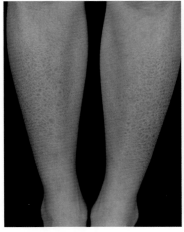
图18-1　板层状鱼鳞病（1）

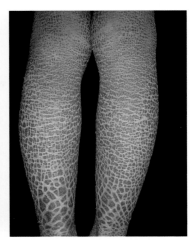
图18-2　板层状鱼鳞病（2）

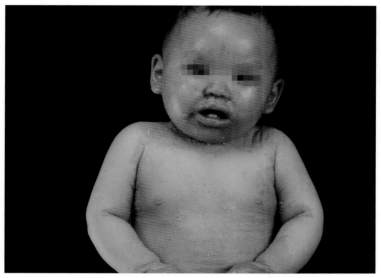

图18-3　先天性非大疱性鱼鳞病样红皮病

图18-4　毛周角化症

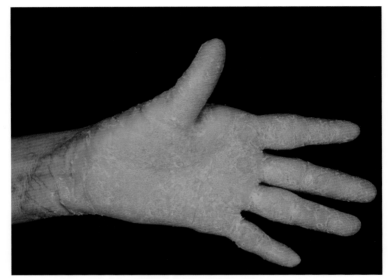

图18-5　遗传性掌跖角化病

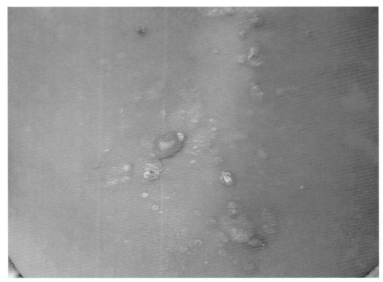

图18-6　遗传性大疱性表皮松解症（1）

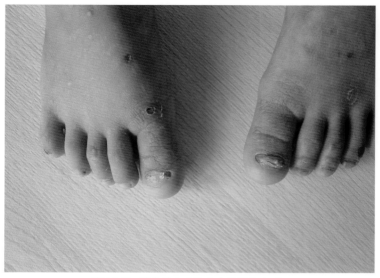

图18-7　遗传性大疱性表皮松解症（2）

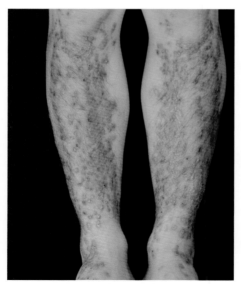

图18-8　遗传性大疱性表皮松解症（3）

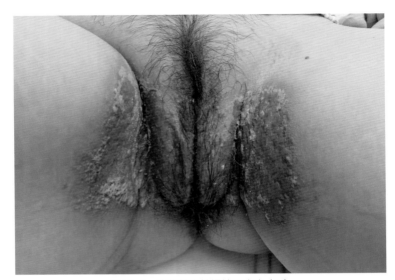

图18-9　家族性良性慢性天疱疮（1）

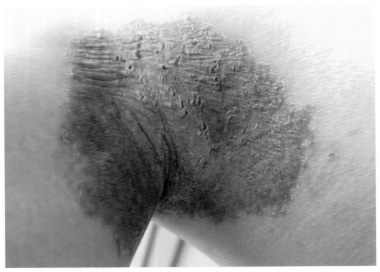

图18-10　家族性良性慢性天疱疮（2）

（马寒　朱国兴）

第十九章 ▶

营养与代谢障碍性皮肤病

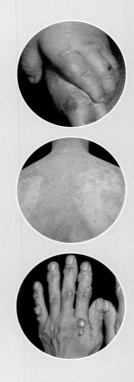

肠源性肢端皮炎是一种与锌缺乏有关的遗传代谢性疾病，以断奶前后婴幼儿常见。皮损以腔口部位和骨突部位常见，红斑基础上有水疱或大疱，尼氏征阴性，反复发作后形成鳞屑性暗红斑，类似银屑病，可伴有毛发和甲损害，并有腹泻等胃肠道症状。

原发性皮肤淀粉样变是指淀粉样蛋白沉积于正常皮肤而不累及其他器官的一种慢性病变。皮损呈苔藓状或斑状，典型可呈荔枝皮样。

黄瘤病是由于含有脂质的组织细胞和巨噬细胞局限性聚集于皮肤或肌腱，表现为黄色斑片、丘疹或结节的一组皮肤病，常伴有全身脂质代谢紊乱。临床类型有结节性黄瘤、扁平黄瘤和发疹性黄瘤。

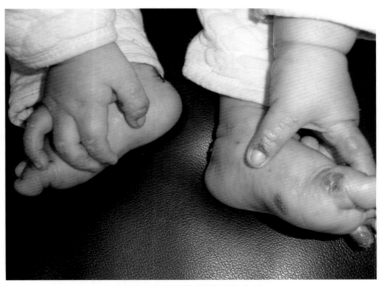

图19-1　肠源性肢端皮炎（1）

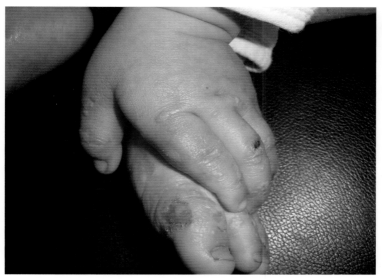

图19-2 肠源性肢端皮炎（2）

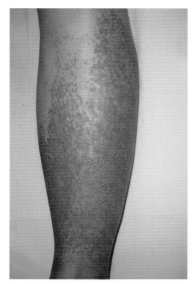

图19-3 原发性皮肤淀粉样变（1）

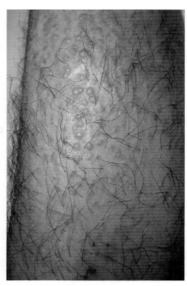

图19-4 原发性皮肤淀粉样变（2）

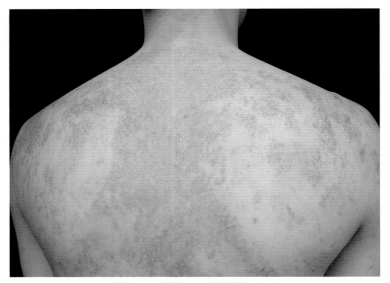

图19-5　原发性皮肤淀粉样变（3）

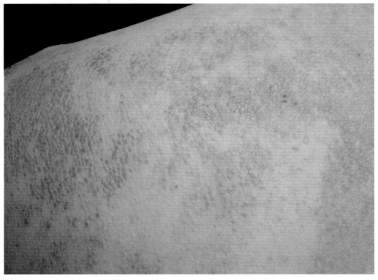

图19-6　原发性皮肤淀粉样变（4）

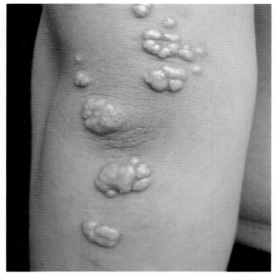

图19-7　黄瘤病（结节性黄瘤）（1）

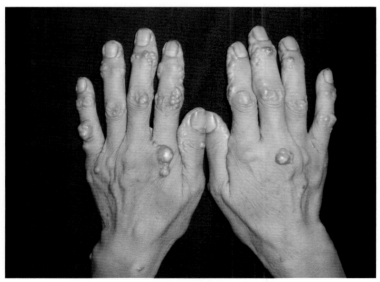

图19-8　黄瘤病（结节性黄瘤）（2）

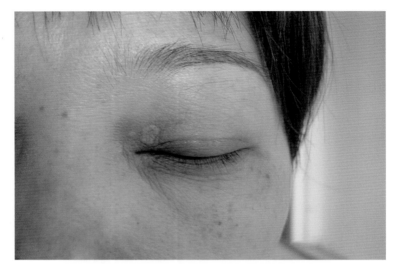

图19-9　黄瘤病（睑黄瘤）

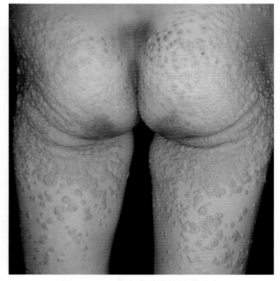

图19-10　黄瘤病（发疹性黄瘤）

（马寒　朱国兴）

第二十章 ▶

皮肤肿瘤

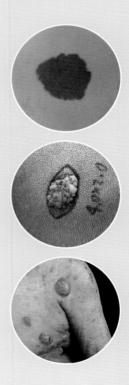

第一节　痣细胞痣

痣细胞痣是黑素细胞起源的良性皮肤肿瘤，根据痣细胞在皮肤内位置的不同，可分为交界痣、复合痣和皮内痣三型。

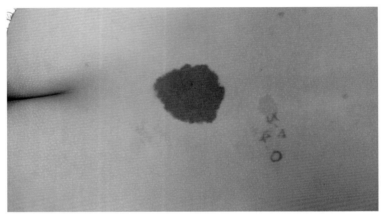

图20-1-1　痣细胞痣（1）

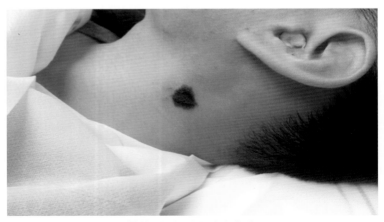

图20-1-2　痣细胞痣（2）

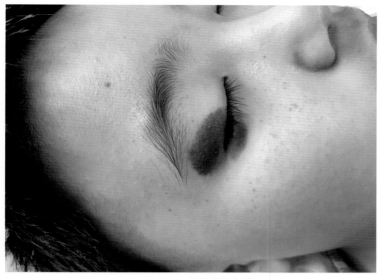

图20-1-3　痣细胞痣（3）

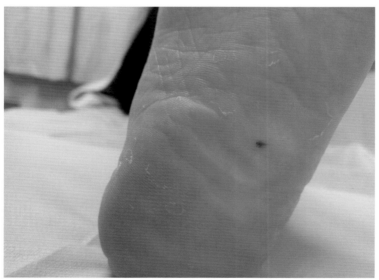

图20-1-4　痣细胞痣（4）

第二节 皮脂腺痣

皮脂腺痣又称先天性皮脂腺增生，是一种以皮脂腺增生为主的发育异常疾病，出生时或出生后不久发生，伴随终身。

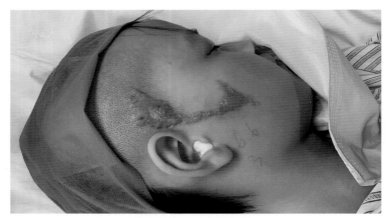

图20-2-1 皮脂腺痣（1）

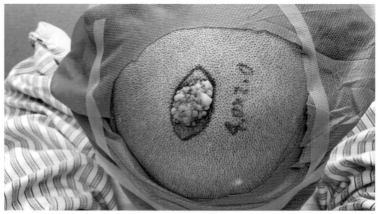

图20-2-2 皮脂腺痣（2）

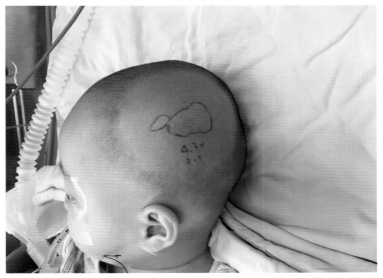

图20-2-3　皮脂腺痣（3）

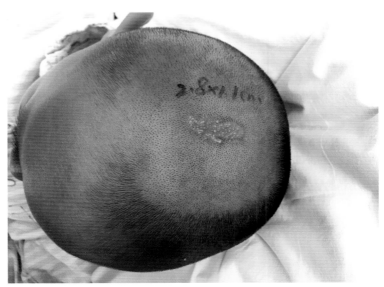

图20-2-4　皮脂腺痣（4）

第三节　血管瘤与脉管畸形

　　血管瘤与脉管畸形以往统称为"血管瘤"，其本质区别是血管瘤有血管内皮细胞异常增殖，而脉管畸形表现为血管管腔扩张，其中毛细血管畸形又称鲜红斑痣、静脉畸形又称海绵状血管瘤。

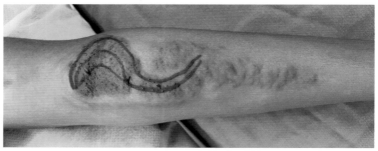

图20-3-1　静脉畸形（海绵状血管瘤）

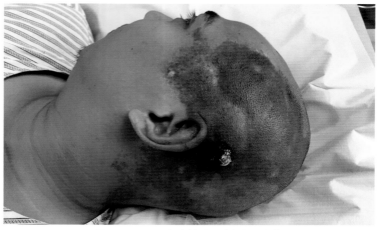

图20-3-2　毛细血管畸形（鲜红斑痣）

第四节 瘢痕疙瘩

瘢痕疙瘩为皮肤内结缔组织过度增生所引起的良性皮肤肿瘤，患者多有瘢痕体质，瘢痕往往超过原损伤部位。

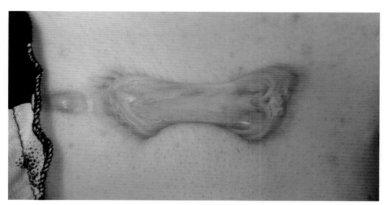

图20-4-1 瘢痕疙瘩（胸前）（1）

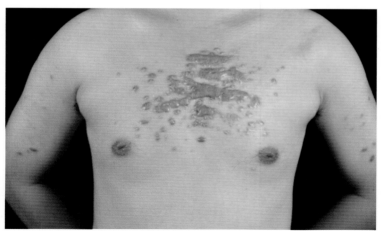

图20-4-2 瘢痕疙瘩（胸前）（2）

第五节　脂溢性角化

　　脂溢性角化又称老年疣、基底细胞乳头状瘤，是老年人常见的良性表皮增生性肿瘤，瘤细胞来源于角质形成细胞而非皮脂腺。

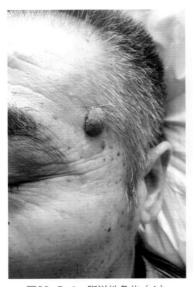

图20-5-1　脂溢性角化（1）

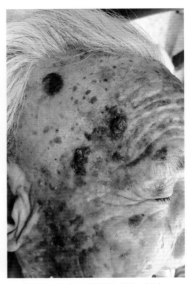

图20-5-2　脂溢性角化（2）

第六节　皮肤纤维瘤

皮肤纤维瘤可能是由微小皮肤损伤所引发的成纤维细胞反应性增生，而不是真正的肿瘤。

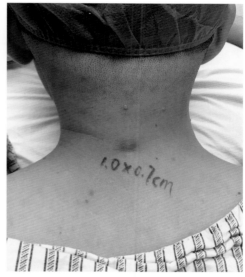

图20-6-1　皮肤纤维瘤（1）

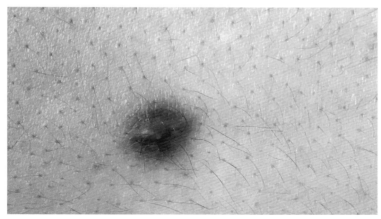

图20-6-2　皮肤纤维瘤（2）

第七节　Bowen 病

Bowen病又称原位鳞状细胞癌，是表皮内鳞状细胞癌。

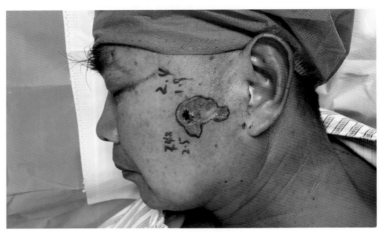

图20-7-1　Bowen病（1）

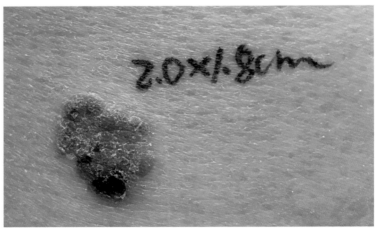

图20-7-2　Bowen病（2）

第八节 Paget 病

　　Paget病又称湿疹样癌，临床上表现为湿疹样皮损，组织病理以表皮内有大而淡染的异常细胞（Paget细胞）为特点的一种皮肤恶性肿瘤，多认为是起源于乳腺导管及顶泌汗腺导管开口部的原位癌。临床分为乳房Paget病和乳房外Paget病。乳房外Paget病可累及男女外阴，呈逐渐扩展的暗红色斑块，边界清楚，表面糜烂，呈湿疹样外观。

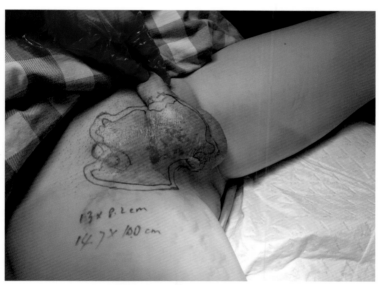

图20-8-1　乳房外Paget病（1）

191

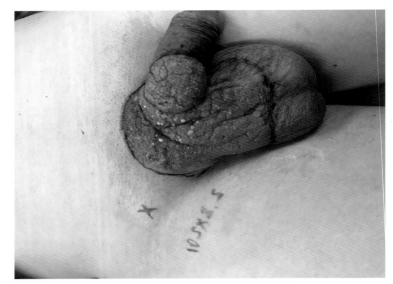

图20-8-2 乳房外Paget病（2）

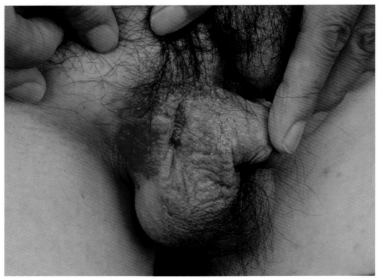

图20-8-3 乳房外Paget病（3）

第九节　基底细胞癌

基底细胞癌又称基底细胞上皮瘤，是发生于皮肤基底细胞层的肿瘤，分化好，生长缓慢，有局部破坏性，但极少转移。结节型最常见，可发生侵蚀性溃疡，其他还有表浅型等。

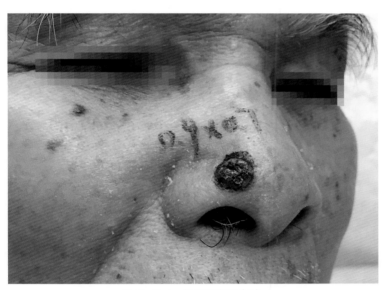

图20-9-1　基底细胞癌（1）

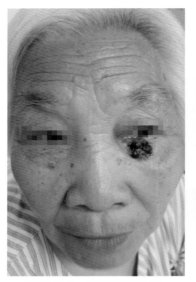

图20-9-2　基底细胞癌（2）

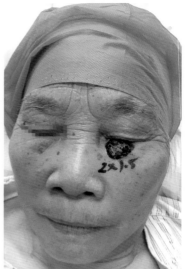

图20-9-3　基底细胞癌（3）

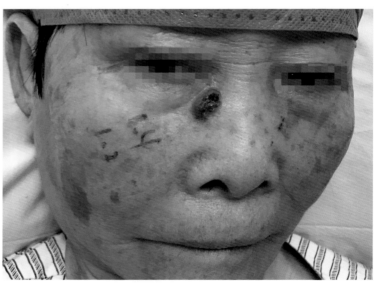

图20-9-4　基底细胞癌（4）

第十节　鳞状细胞癌

　　鳞状细胞癌是一种发生于上皮细胞的肿瘤。皮损初为斑块状或结节状，边界不清，易发生溃疡、坏死，常侵犯周边组织，可发生淋巴结转移。

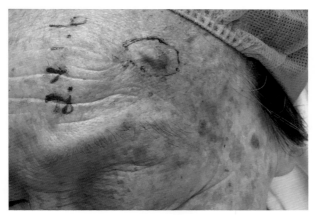

图20-10-1　鳞状细胞癌（1）

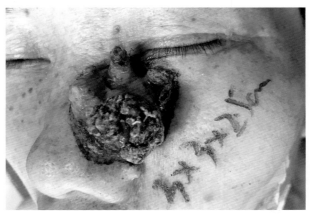

图20-10-2　鳞状细胞癌（2）

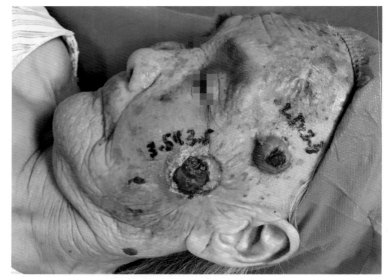

图20-10-3　鳞状细胞癌（3）

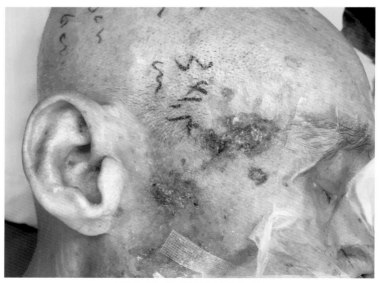

图20-10-4　鳞状细胞癌（4）

第十一节　原发性皮肤 T 细胞淋巴瘤

原发性皮肤T细胞淋巴瘤属结外非霍奇金淋巴瘤，临床呈慢性进行性经过，可分为斑片期、斑块期和肿瘤期，肿瘤期皮损有斑块、结节，大小、形态各异，易形成溃疡，可有皮外损害（淋巴结最常受累）。

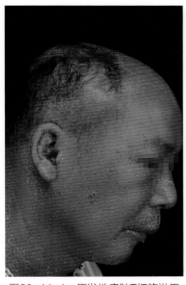

图20-11-1　原发性皮肤T细胞淋巴瘤（1）

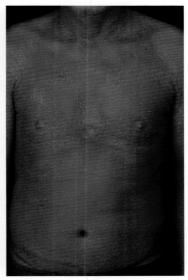

图20-11-2　原发性皮肤T细胞淋巴瘤（2）

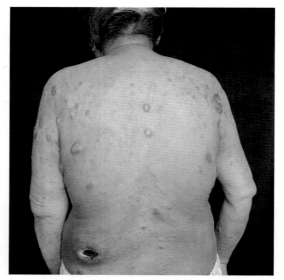

图20-11-3　原发性皮肤T细胞淋巴瘤（3）

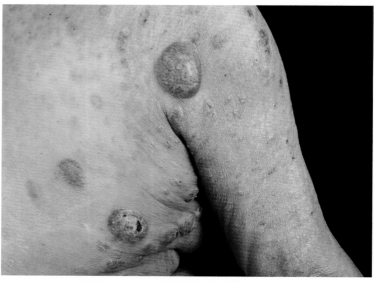

图20-11-4　原发性皮肤T细胞淋巴瘤（4）

第十二节 黑 素 瘤

　　黑素瘤又称恶性黑素瘤，是起源于黑素细胞的高度恶性肿瘤。按照其生长模式，临床分为肢端雀斑痣样黑素瘤、恶性雀斑痣样黑素瘤、结节性黑素瘤、浅表扩散性黑素瘤等。

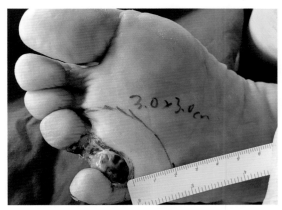

图20-12-1　黑素瘤（1）

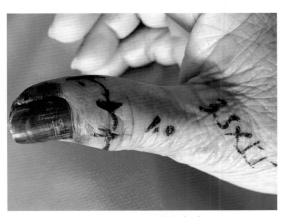

图20-12-2　黑素瘤（2）

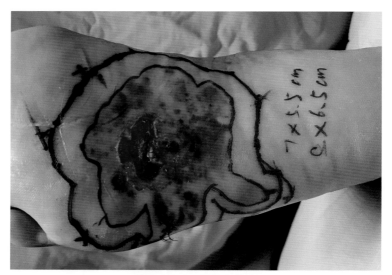

图20-12-3　黑素瘤（3）

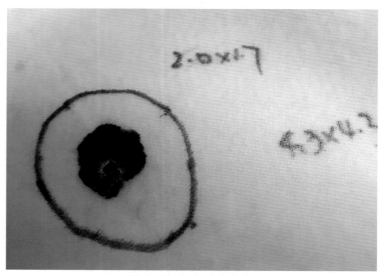

图20-12-4　黑素瘤（4）

（谢阳　朱国兴）

第二十一章 ▶

性传播疾病

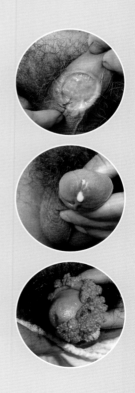

第一节 梅 毒

梅毒是由梅毒螺旋体引起的慢性传染病，主要通过性接触、母婴传播和血液传播。根据传播途径分为获得性（后天）梅毒和胎传（先天）梅毒，根据病程分为早期梅毒和晚期梅毒。一期梅毒典型皮损表现为硬下疳，外阴单个无痛性溃疡，边界清楚，边缘触之软骨样；二期梅毒皮损可模仿很多皮肤病，典型皮损广泛、多形，但自觉症状无或轻微，常见有斑疹（如玫瑰疹）、丘疹或斑块（如银屑病样）、结节状等，掌跖可有特征性的铜红色斑疹或斑丘疹，伴有领圈样鳞屑，不融合，肛周等皱褶部位可有扁平湿疣改变。

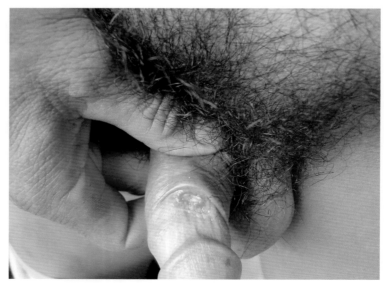

图21-1-1 一期梅毒（硬下疳）（1）

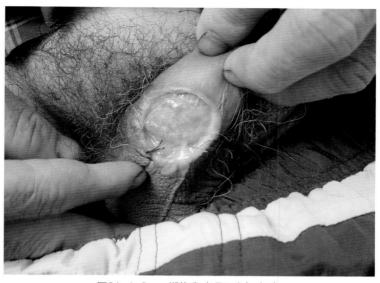

图21-1-2　一期梅毒（硬下疳）（2）

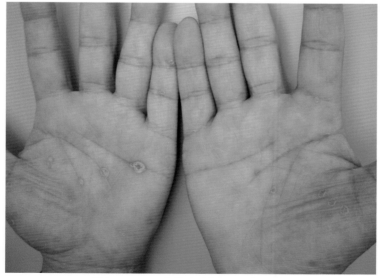

图21-1-3　二期梅毒（掌跖红斑）（1）

203

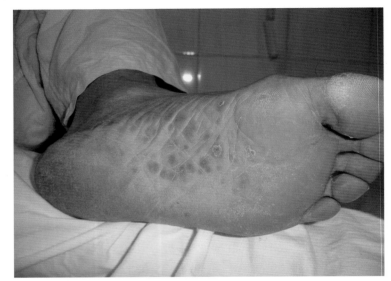

图21-1-4　二期梅毒（掌跖红斑）（2）

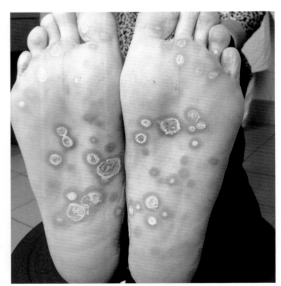

图21-1-5　二期梅毒（掌跖红斑）（3）

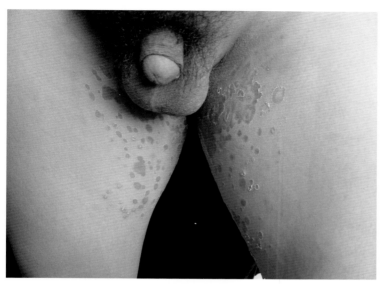

图21-1-6　二期梅毒（红斑）（1）

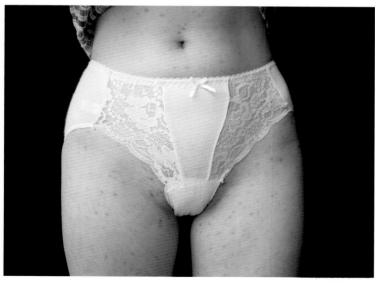

图21-1-7　二期梅毒（红斑）（2）

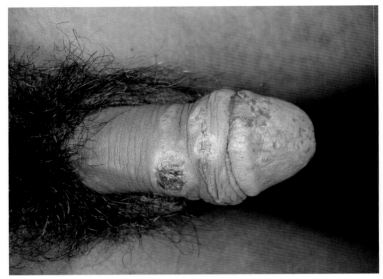

图21-1-8　二期梅毒（阴茎）（1）

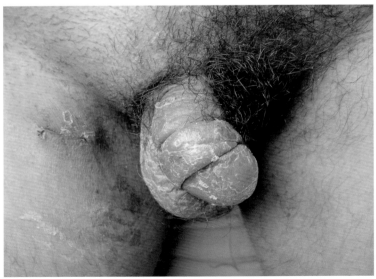

图21-1-9　二期梅毒（阴茎）（2）

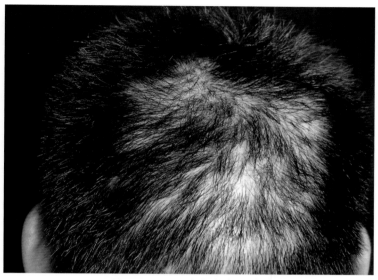

图21-1-10 二期梅毒（秃发）

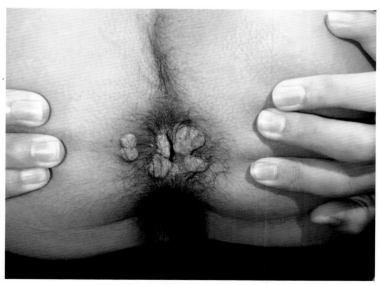

图21-1-11 二期梅毒（肛门周围扁平湿疣）

第二节　淋　　病

　　淋病是由淋病奈瑟菌感染引起，主要导致泌尿生殖系统的化脓性感染，也可有眼、咽、直肠感染和播散性淋球菌感染。男性急性无并发症淋病平均潜伏期3~5天，典型表现为尿道口红肿，有黄绿色脓性分泌物，伴尿频、尿急、尿痛；女性急性无并发症淋病多无症状或症状轻微，可表现为宫颈炎、尿道炎、尿道旁腺炎或前庭大腺炎等。

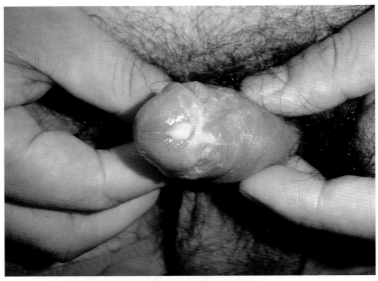

图21-2-1　淋病（1）

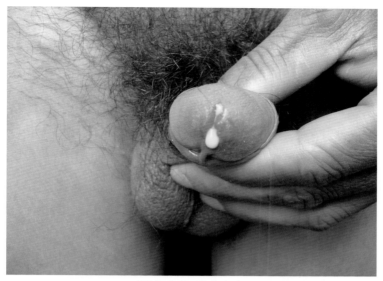

图21-2-2 淋病（2）

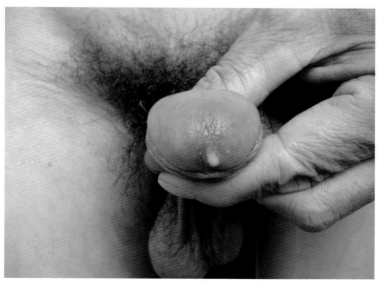

图21-2-3 淋病（3）

第三节　生殖道衣原体感染

生殖道衣原体感染的病原体是沙眼衣原体，潜伏期1~3周，多数症状轻微，男性常有轻微尿道刺激症状和尿道口黏液脓性分泌物，女性常有宫颈口黏液脓性分泌物等。

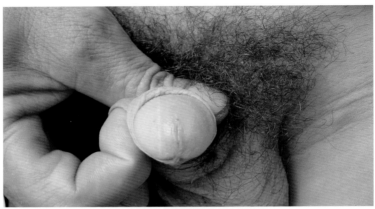

图21-3-1　生殖道衣原体感染（尿道口潮红）

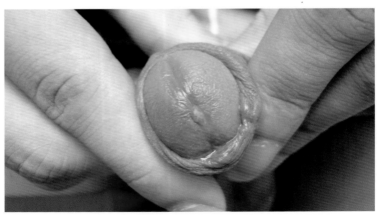

图21-3-2　生殖道衣原体感染（尿道口黏液脓性分泌物）

第四节 尖 锐 湿 疣

尖锐湿疣是由人乳头瘤病毒所致，主要通过性接触传染，潜伏期1~3个月，好发于外生殖器、尿道口或肛周，典型皮损呈菜花状、鸡冠状或蕈样有蒂，质脆易出血，大小、数目不一，可融合。

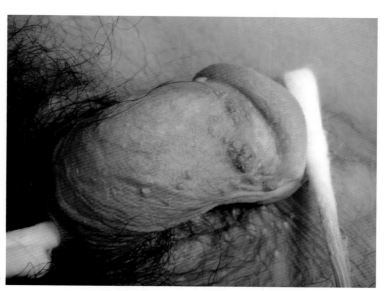

图21-4-1 尖锐湿疣（1）

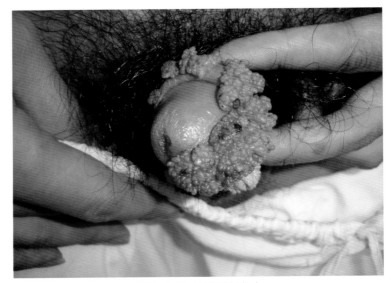

图21-4-2　尖锐湿疣（2）

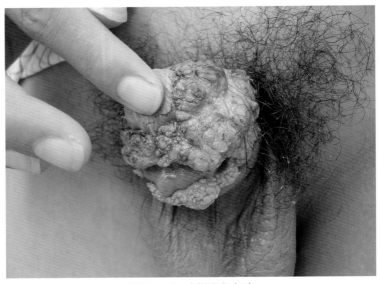

图21-4-3　尖锐湿疣（3）

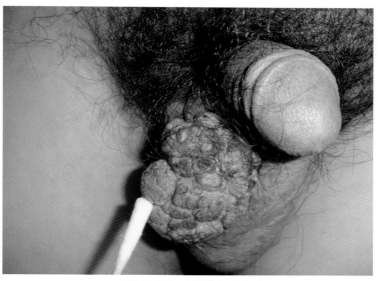

图21-4-4 尖锐湿疣（4）

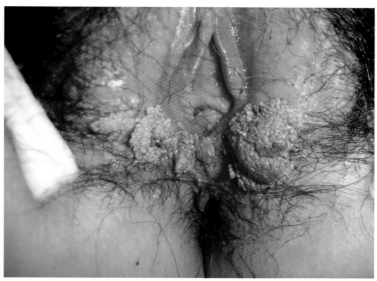

图21-4-5 尖锐湿疣（5）

213

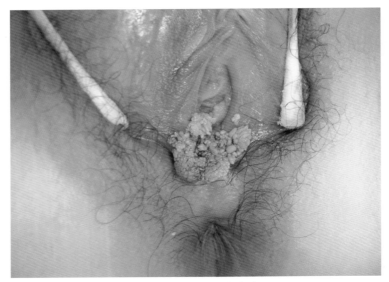

图21-4-6　尖锐湿疣（6）

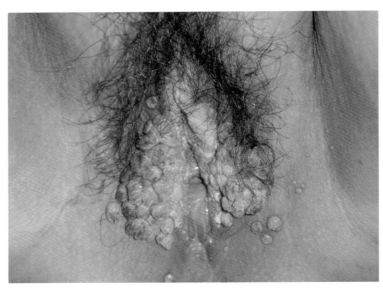

图21-4-7　尖锐湿疣（7）

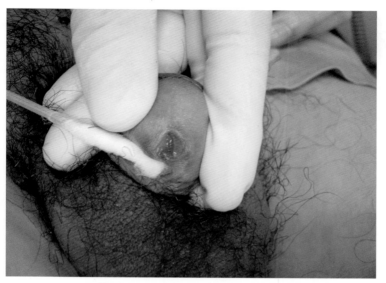

图21-4-8　尖锐湿疣（尿道口）（1）

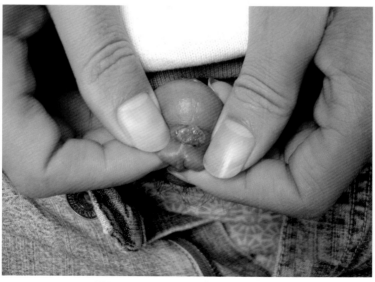

图21-4-9　尖锐湿疣（尿道口）（2）

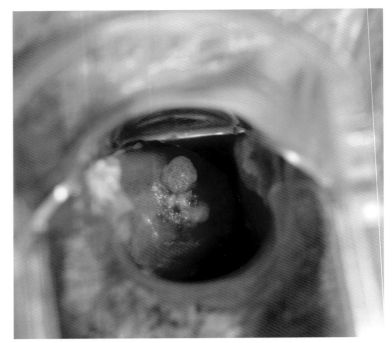

图21-4-10 尖锐湿疣（宫颈）

第五节　生殖器疱疹

　　生殖器疱疹是单纯疱疹病毒感染泌尿生殖道或会阴、肛周皮肤黏膜所导致的慢性、复发性、难治愈性疾病，可经性接触传染。典型皮损呈反复发作的群集性清亮、紧张性水疱，基底微红；有自限性；常反复发作于同一部位或区域。

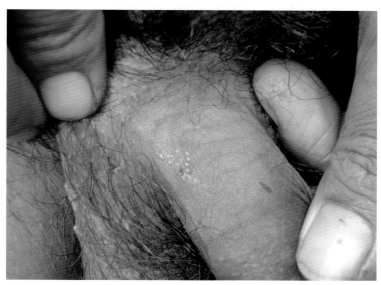

图21-5-1　生殖器疱疹（1）

217

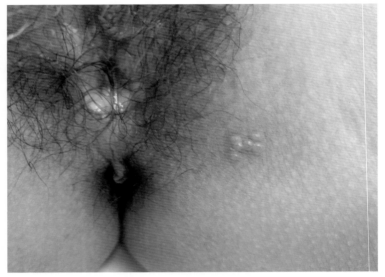

图21-5-2　生殖器疱疹（2）

（朱国兴　马寒）